DER UNFALL

und mein Weg danach

FRANK DIEDRICH

Dieses Buch beruht auf Erzählungen, Ereignissen und Empfindungen und meinen Möglichkeiten, diese zu erinnern, zu recherchieren und in Worte zu fassen. Es zeigt nicht das Geschehene, sondern dessen Schatten in meiner Vorstellung und das Bemühen, das Richtige abzubilden.

Manchem Leser mag es gelingen, anhand der Indizien weitere Quellen zu finden, die auf dieselben oder ähnliche Geschehnisse verweisen, und andere Schatten finden.

Niemand aber kann die ganze Wahrheit erfassen, am wenigsten ich selbst.

Um die handelnden Personen zu schützen, habe ich einige Namen verändert und mir die Freiheit genommen, manche Orte im Unklaren zu belassen. Das Buch ist damit Fiktion, auch wenn ich hoffe, dass beim Lesen etwas Wahres erklingt.

ISBN 9781731480026

Und jedem Anfang wohnt ein Zauber inne,
Der uns beschützt und der uns hilft, zu leben.

Hermann Hesse

Erster Teil

Überleben

1
Reset

„Ich fahr noch mal 'ne Runde mit dem Rad“, rief ich, griff den Garagenschlüssel und war schon auf der Treppe.

Ein ganz normaler Arbeitstag lag hinter mir: morgens beim Treffen mit einem Juniorprofessor über die Vernetzung von Energieverbrauchern, danach am Lehrstuhl für Marketing. Ein Gespräch über Kooperationsmöglichkeiten beim Anschub unseres Startups, das wir zusammen mit einem Stadtwerk und Studenten aus der Wiege gehoben hatten. Der Rest des Tages war mit den üblichen Projektarbeiten vergangen. Telefongespräche, Vorbereitung von Meetings, E-Mails, Abrechnungen, Planungen und dergleichen. Jetzt war es Nachmittag geworden und gerade noch genügend Zeit, die Nase in den Wind zu stecken.

Für einen 25. Februar war das Wetter ganz ok, hinter vielen Wolken spitzte da und dort ein blauer Himmel hervor. Wenn ich jetzt nicht sofort losfuhr, wäre es zu spät.

„Denk an die Gans, bleib nicht zu lange“, rief Kathrin mir noch hinterher, „du hast es versprochen!“

Für den nächsten Tag hatten wir Freunde zu einem bereits seit November geplanten und immer wieder verschobenen Gansessen eingeladen. Backpflaumen, Mais, Knödelpulver und andere Zutaten hatte ich bereits gekauft. Ich musste nur noch dem Rezept folgen, die Masse in die Gans füllen, alles vernähen und auf dem Rost zurück in den kühlen Keller bringen, bereit für den Backofen am nächsten Tag.

„Sie liegt im Keller und ist schon aufgetaut“, rief ich. „Ich mache mich gleich daran, wenn ich zurück bin und geduscht habe. Um acht Uhr ist alles fertig“.

Ich schaute auf die Uhr, jetzt war es vier. Die winddichte Jacke an, hinunter in die Garage, das Rennrad herausholen, Radschuhe und Helm, alles das würde vielleicht noch einmal zehn Minuten dauern. Um halb sechs wäre ich zurück, würde duschen und mich in Ruhe mit der Füllung für die Gans beschäftigen. Danach vielleicht noch einmal an den Schreibtisch setzen und Projektthemen bearbeiten.

Ein abwechslungsreicher Tag: immer etwas vor und nie langweilig, so liebte ich es.

Nichts deutete darauf hin, dass mir in diesem Leben nicht einmal mehr 90 Minuten bleiben würden.

Ich war die Runde sicher schon fünfzigmal gefahren. Mit welligem Auf und Ab geht es, vorbei an Streuobstwiesen, Weinbergen und Maisfeldern, durch die hügelige Landschaft an der Grenze zwischen nördlichem Schwarzwald und Kraichgau.

Der längste Teil der Strecke führt über kleine asphaltierte Straßen, auf denen Radfahrer selten einem Autofahrer begegnen. Ich liebte es, bei den kleinen Anstrengungen an den Steigungen aus dem Sattel zu gehen, spürte dann meinen Atem stärker und die Kraft in den Beinen und genoss das gute Gefühl der Harmonie von Körper, Technik und Natur.

Ich mochte den weiten Ausblick von den Kuppen und den leicht moosigen Geruch von Laub und feuchter Erde. Bald käme der Frühling und mit ihm das frisch gemähte

Gras mit seinem Duft nach Brausepulver, das ich als Kind so liebte. Ich war kein Techniknarr, hatte aber doch Gefallen an dem kleinen Gerät an meinem Handgelenk, das Fahrtstrecke und -zeit registrierte und nach jedem Kilometer nützliche Informationen ansagte. Ich war durchaus ehrgeizig und hatte Spaß daran, die Strecke möglichst flott zurückzulegen. Zu einigen der Punkte hatte ich mir die Durchfahrzeiten gemerkt und war immer ein bisschen stolz, wenn es wieder eine gute Zeit geworden war.

Der letzte Teil der Rundtour war weniger schön, er führte über eine Bundesstraße. An dieser Stelle bestand meine wesentliche Motivation in der sportlichen Herausforderung, während die Landschaft nicht mehr so viel hergab. Auf den letzten Kilometern machte ich, wie immer, einen kleinen Endspurt und horchte in mich hinein. Ich spürte die Anstrengung, freute mich aber, wenn Rad und Körper gut zusammenspielten und ignorierte die beginnende Müdigkeit. Schließlich fehlten keine zehn Minuten mehr bis zum Ziel und dem wohligen Gefühl, mich noch einmal ein bisschen ausgetobt zu haben.

Weil ein angetrunkener Autofahrer gegen 17:45 Uhr am 25. Februar auf der B3 bei Grötzingen die CD in seinem Autoradio wechseln wollte, wurde ein 59-jähriger Fahrradfahrer schwer verletzt. Dem aktuellen Ermittlungsstand nach ist der 57-jährige Autofahrer, der in Fahrtrichtung Weingarten mit etwa 70 km/h unterwegs war, beim Wechseln der CD mit seinem Honda von der Fahrbahn auf den rechten Seitenstreifen abgekommen und hat beim Versuch wieder auf die Straße zu kommen übersteuert. Das Kfz kam dadurch ins Schleudern, drehte sich um die eigene Achse und geriet auf die Gegenspur, wo es frontal mit einem regelrecht entgegenkommenden Rennrad kollidierte. Der Radfahrer prallte mit seinem Rennrad gegen die linke Fahrzeugseite und wurde eine 2m tiefe Böschung hinabgeschleudert, wo er nach 10m zum Liegen kam...

(aus dem Unfallbericht der „Blaulichtreporter“)

Wenn ein Auto mit 70 km/h von der Straße abkommt, ins Schleudern gerät und quer zur Fahrtrichtung mit einem Entgegenkommendem Radfahrer kollidiert, hat es vielleicht noch 50 km/h Geschwindigkeit.

Der Radfahrer war mit etwa 30 Stundenkilometern unterwegs. Er konnte das entgegenschleudernde Fahrzeug erst in allerletzter Sekunde erkennen, da der Unfall in einer leichten Kurve passierte. Zum Bremsen blieb kaum Zeit.

Der Aufprall eines Radfahrers mit einer Relativgeschwindigkeit von 80 km/h auf ein hartes Hindernis entspricht einer Fallhöhe von 25 m. Ein tödlicher Sturz.

Wenn aber der Schutzengel, das Glück und vielleicht doch noch ein wenig Reaktion in letzter Zehntelsekunde gut zusammenspielen, kann der Radfahrer überleben.

Es ist Glück, dass sich der Unfall zur Zeit des beginnenden Berufsverkehrs ereignet. Hinter dem Radfahrer rollt eine kleine Fahrzeugschlange mit Autofahrern, die aufgrund der unübersichtlichen Rechtskurve nicht überholen wollen. So ist schnell Hilfe zur Stelle.

Die Fahrer der vorderen Fahrzeuge steigen aus und laufen nach vorne, um zu sehen, was passiert ist und wie sie helfen können.

Das Unfallfahrzeug steht quer zur Fahrtrichtung und nur mit seiner vorderen Hälfte noch auf der Straße. Die eingedrückte Fahrertür zeigt in ihre Richtung. Neben großen Beulen erkennen sie jetzt schärfere Konturen, einen Pedalabdruck. Die Seitenscheibe ist zerborsten. Eine Blutspur zieht sich vom Türrahmen hinauf zum Dach, das durch den Körperaufprall stark eingedrückt ist. Der hintere Teil des Fahrzeugs hängt über der steil abfallenden Böschung. Wo ist der Radfahrer?

Dichte Büsche bedecken die Böschung und geben im vorderen Teil den Blick auf ein völlig zerstörtes Rennrad frei. Der einige Meter weiter hinten in einem Strauch hängende Radfahrer ist fast vollständig von Zweigen verdeckt, sein Kopf hängt nach unten.

„Ich laufe zum Verletzten!", schreit einer der Fahrer, „rufen Sie den Notarzt!"

Er klettert die Böschung hinunter. Das Unfallfahrzeug ist bedrohlich nahe und neigt sich über den Rand der Böschung. Wann wird es kippen und den Abhang hinunterrutschen?

Der Verunglückte steckt mit nach unten hängendem Kopf in den Zweigen eines großen Strauchs und blutet heftig. Das linke Bein steht in viel zu großem Winkel vom Körper ab, und auch die Hände wirken unnatürlich verdreht.

Der Fahrer sieht die geöffneten Augen des Radfahrers und hat den Eindruck, dass er ansprechbar ist. Er fasst ihn unter den Schultern und versucht, seine Lage zu verbessern, wenigstens den herabhängenden Kopf in eine waagerechte Position zu bringen.

„Bleiben Sie ruhig!"

Der Radfahrer scheint zu verstehen, bewegt sich aber nicht.

„Wir holen Hilfe!"

Andere Autofahrer sind nun ebenfalls herbeigekommen. Gemeinsam überlegen sie, wie sie den Verletzten am besten bergen und auf die Straße tragen können, ja, ob sie ihn überhaupt bewegen dürfen.

„Wir bringen ihn hinauf, wenigstens zu einer flachen Stelle am Straßenrand. Auf alle Fälle weg von hier, bevor der Scheißwagen runterkommt und uns alle begräbt, schnell, schnell!"

Kaum haben sie den Radfahrer die wenigen Meter hinaufgetragen und vorsichtig abgelegt, schrecken sie auf. Der Unfallwagen hat nun endgültig den Halt auf der Straße verloren. Sie sehen, wie er durch knackende Äste mit einem dumpfen, rumpelnden Geräusch die Böschung herunterrutscht und wenige Meter entfernt von ihnen zum Liegen kommt.

Inzwischen hat jemand mit seinem Handy einen Notruf abgesetzt und ist sofort mit der regionalen Leitstelle des Arbeiter-Samariter-Bundes verbunden worden.

„Schwerer Verkehrsunfall auf der Bundesstraße 3 zwischen Weingarten und Grötzingen, etwa anderthalb Kilometer vor der Ampel nördlich Grötzingen. Ein Rennradfahrer ist frontal mit einem entgegenkommenden Auto zusammengeprallt und wurde eine Böschung hinuntergeschleudert. Wir brauchen dringend einen Arzt und einen Krankenwagen!"

Die Leitstelle hat bereits einen ereignisreichen Tag gehabt, reagiert aber sofort. Sie informiert den Notarzt, der in einem wenige Kilometer entfernten Krankenhaus Bereitschaftsdienst hat, setzt ein Einsatzfahrzeug in Bewegung, um ihn abzuholen, und ordert den nächst gelegenen Krankenwagen an die Unfallstelle. Beide Fahrzeuge treffen etwa zehn Minuten später nahezu gleichzeitig dort ein.

Bereits bei der Anfahrt sieht der Notarzt den Verletzten und das völlig zertrümmerte Rad am Straßenrand, etwas entfernt den verbeulten Unfallwagen im Gebüsch. Bei so einem starken Aufprall wird es Knochenbrüche und innere Verletzungen geben, denkt er sich und rennt zum Verunglückten. Der scheint ansprechbar zu sein, er bewegt die Augen zum Arzt, als dieser ihm Fragen stellt. Nein, er habe keine Schmerzen, antwortet der Verletzte und kann jetzt seinen Namen nennen, als er danach gefragt wird. Sein Körper musste ungeheure Mengen Adrenalin ausgeschüttet und alle Systeme auf das Ausüben der überlebensnotwendigen Reflexe programmiert haben. Das Schmerzempfinden scheint vollständig unterdrückt.

Die Hose ist zerrissen und lässt eine heftig blutende Wunde am linken Bein erkennen. Der Arzt schneidet die Hose auf, legt die Wunde in ihrer Gesamtheit frei und deckt sie zumindest vorläufig soweit ab, dass nicht noch mehr Blut verloren geht. Der Fahrradhelm ist an einer Stelle beschädigt, scheint ansonsten aber unversehrt und befindet sich noch am Kopf des Radfahrers.

Bei einem derart starken Frontalaufprall ist zu befürchten, dass neben den erkennbaren Brüchen an Beinen und Armen auch die Hüfte und Wirbelsäule geschädigt sein können, denkt sich der Arzt. Für den Fall, dass auch Wirbel angebrochen sein sollten, muss er eine Bewegung der etwaigen Bruchstücke und dadurch möglicherweise entstehende Verletzung der Nervenbahnen im Rückenmark unbedingt vermeiden. Vorsichtig nimmt er den Helm ab und sichert den Kopf mit einer stabilisierenden Halskrause. Dann legt er einen Hüftgurt an, um eine etwaige Beckenfraktur zu stabilisieren und schickt die Rettungssanitäter zum Fahrzeug, um das Spineboard zu holen. Damit wird er die Wirbelsäule sichern und das Risiko einer Folgeverletzung am Rückenmark senken. Zusammen drehen sie den Verunglückten in die richtige Lage und fixieren ihn mit Gurten auf dem Board. Bei diesen Bewegungen spürt der Verletzte nun wohl doch Schmerzen und stöhnt einige Male. Der Notarzt entscheidet sich, ihm ein Schmerz- und Beruhigungsmittel zu injizieren.

Mitsamt dem Spineboard legen sie den Radfahrer auf eine Trage und laufen zum Krankenwagen.

Der ganze Einsatz am Unfallort hat vielleicht 20 Minuten gedauert.

Der Notarzt setzt sich mit dem Notfallsanitäter zum Verletzten in den Krankenwagen, der unmittelbar danach mit hoher Geschwindigkeit in Richtung auf das nahegelegene Städtische Klinikum abfährt. Die Verfassung des Radfahrers scheint stabil zu sein. Er atmet normal und reagiert auf Fragen, kann seinen Namen sagen.

Bei Ankunft in der Notaufnahme der Klinik ist der Verunglückte bei vollem Bewusstsein. Später wird man ihm sagen, er habe gelächelt.

2
Polytrauma

There is a golden hour between life and death. If you are critically injured, you have less than 60 minutes to survive. You might not die right then; it may be three days or two weeks later -- but something has happened in your body that is irreparable.

Dr. R. Adams Cowley, Begründer der Traumamedizin

Im Jahr 2016 starben in Deutschland 3.206 Menschen im Straßenverkehr, darunter 69 Radfahrer, die meisten an einem Polytrauma. Das Polytrauma ist gekennzeichnet durch eine Verletzung mehrerer Körperregionen oder Organsysteme. Dabei ist bereits eine einzelne dieser Verletzungen oder die Kombination mehrerer für den Betroffenen lebensbedrohlich. Ein Polytrauma entsteht in der Regel im Zusammenhang mit einem schweren Unfall, bedeutet stets einen klinischen Notfall und betrifft circa ein Prozent aller Notarzteinsätze. Etwa 20 Prozent aller Polytraumata enden tödlich.

Dr. R. Adams Cowley erkannte als erster die kritische Abhängigkeit der Überlebenschance vom Zeitraum zwischen Verletzung und chirurgischer Versorgung. Sein Konzept ermöglichte die Versorgung von Schwerverletzten in einem Operationssaal innerhalb einer Stunde und erhöhte damit die Überlebenswahrscheinlichkeit auf 85 Prozent.

Er nannte diese Zeitspanne die „Golden Hour of Shock“.

„Eine goldene Stunde trennt das Leben vom Tod. Das kritische Polytrauma gibt zum Überleben keine 60 Minuten. Der Tod kommt nicht sofort, es kann drei Tage oder zwei Wochen später sein – aber irgendetwas ist nicht mehr umkehrbar.“

Die Golden Hour beginnt im Moment der Verletzung.

3
Die Golden Hour

„Spontanatmung regelmäßig, Sauerstoffsättigung neunzig Prozent."

Inzwischen hatte der Sanitäter dem Verletzten das Pulsoximeter auf den Zeigefinger gesteckt.

„Dann brauchen wir jetzt hier nicht intubieren."

Der Notarzt atmete tief durch. Eine Intubation und die damit zwingend verbundene Sedierung des Verletzten war unter kontrollierten Bedingungen im Krankenhaus einfacher.

Kaum war der Krankenwagen in Bewegung und der Notarzt von der stabilen Situation überzeugt, griff er zum Telefon. Sofort wurde er von der Leitstelle zur Emergencyline des Städtischen Klinikums durchgestellt.

„Notaufnahme, Bockelmann."

„Cirka sechzigjähriger Radfahrer, männlich. Zusammenprall mit Pkw, Hochgeschwindigkeitstrauma, wahrscheinlich kombinierte Weichteil- und Skelettverletzungen. Kreislauf stabil, Atmung stabil, nicht intubiert. Bitte Schockraum für Polytrauma vorbereiten."

Lars Bockelmann wusste genug und reagierte sofort, zwei Tastendrücke, und das Notfallteam war informiert:

Polytrauma - Treffen in 10 Minuten.

Im Pulldown-Menü fand sich diese Message ganz oben.

Schwester Agnes hatte bereits seit vier Stunden Dienst in der Notaufnahme. Gerade hatte sie sich einen Satz farbiger Serumröhrchen bereitgelegt und mit einer Blutentnahme begonnen. Der Patient hatte sich bei ihrem Eintreffen heftig beschwert und war empört, dass er so lange hatte warten müssen. Nach einem kurzen Blick auf den Piepser an ihrer Hüfte wusste Schwester Agnes Bescheid, ließ sich aber nichts anmerken. Ruhig füllte sie die zwei verbliebenen Röhrchen, vertröstete den Patienten mit den Worten, es werde gleich weitergehen, und verschwand durch die Tür.

Erst jetzt rannte sie.

Sie ahnte, dass Eile geboten war.

Ein Unfallchirurg, der an seiner neongelben Weste als Emergencyleader erkennbar war, hatte sich mit allen verfügbaren Informationen versorgen lassen und den jetzt nacheinander eintreffenden Mitgliedern des Notfallteams erste Hinweise gegeben. Jetzt, acht Minuten nach dem Absetzen der Funkmeldung, war das Team vollzählig.

„Wir warten auf einen Radfahrer mit Polytrauma. Weichteile und Knochenverletzungen. Eintreffen in wenigen Minuten. Voraussichtlich stabiler Kreislauf und Spontanatmung."

Der Anästhesist nickte. Er wusste nun, dass er eine Intubation vorbereiten und die Geräte bereitlegen musste. Außer seinen ruhigen Bewegungen und dem leisen Klicken von Spiegel, Tubus und weiteren Instrumenten erfüllte jetzt nur noch gespanntes Warten den Raum.

Das Martinshorn nähert sich.
Ein zweifaches Rumpeln weist darauf hin, dass die Außentür der Schleuse sich geöffnet, den Krankenwagen durchgelassen und erneut geschlossen hat.

„Sie sind da!"

Die Innentür öffnet sich und gibt den Weg zum Krankenwagen frei.

Mit geübten Handgriffen holen die beiden Rettungssanitäter den Verletzten aus dem Wagen und fahren ihn in den Schockraum.

Der Notarzt brieft den Emergencyleader.

„Wir bringen einen sechzigjährigen Radfahrer nach einem schweren Fahrradunfall. Frontalzusammenstoß mit einem Auto. Wahrscheinlich Frakturen der oberen und unteren Extremitäten. Kein sicheres stumpfes Trauma. Wirbelsäulenverletzungen nicht ausgeschlossen. Der Mann trug einen Helm, dennoch Kopfverletzungen nicht ausgeschlossen. Bei Erstkontakt ansprechbar und orientiert. Kreislaufstabil, spontan atmend."

Das reicht.

„Alles klar, vielen Dank", der Emergencyleader nickt, „jetzt sind wir dran."

Der Rückzug des Rettungswagens mit den beiden Sanitätern und dem Notarzt wird vom Emergencyleader schon gar nicht mehr bemerkt. Er hat sein Denken und Handeln einer einzigen Direktive unterstellt, dem Programm der jetzt durchzuführenden, nach Prioritäten geordneten, lebensrettenden Maßnahmen.

Noch auf der Notfalltrage wird der Patient entkleidet. Schnelligkeit ist Trumpf!

„Umlagerung en Block", sagt der Emergencyleader, „achtet auf die Wirbelsäule!"

Je sechs Arme rechts und links bringen den Patienten mit seinem Spineboard sicher auf die Behandlungsliege.

Der Krankenwagen fährt ab.

Jeder im Team weiß, was er zu tun hat.

Der Anästhesist legt einen zentralen Zugang und bereitet die Intubation vor.

„Herr Diedrich", sagt der Emergencyleader, „Sie sind schwer verletzt! Wir müssen im Einzelnen schauen, welche Verletzungen vorliegen. Wahrscheinlich werden wir Sie gleich intubieren müssen, um Ihre Atmung sicherzustellen. Sie spüren davon aber nichts, wir lassen Sie vorher einschlafen."

Mit einer kleinen Lampe testet der Chirurg die Reaktion der Pupillen, sie verengen sich gleichmäßig. Der Kreislauf wirkt stabil.

„Puls gut."

Brustkorb und Schlüsselbeine erscheinen unversehrt.

Der Unfallchirurg drückt vorsichtig mit seiner flachen Hand in den Unterleib.

„Schmerzen?"

Der Patient schüttelt den Kopf.

„Abdomen weich und druckunempfindlich, keine Hinweise auf innere Verletzungen."

Der Chirurg tastet die Seite, „keine Aufprallspuren am Becken."

Ein leichter Druck, „und hier, Schmerzen?"

Erneutes Kopfschütteln. „Nein", sagt der Patient, immer noch bei vollem Bewusstsein.

„Becken stabil, kein Hinweis auf eine Fraktur."

Der Emergencyleader wendet sich zu den Händen, erkennt deren Fehlstellung.

„Können Sie die Finger rechts bewegen?"

Der Patient stöhnt, kleine Bewegungen.

„Und links?"

Wieder Stöhnen.

„Eingeschränkte Beweglichkeit der Finger auf beiden Seiten, vermutlich schmerzbedingt."

Am linken Oberschenkel erkennt der Chirurg eine bierflaschengroße Fleischwunde. Eine weitere Wunde oberhalb der Kniescheibe.

„Linkes Bein Rotationsfehlstellung, großes Hämatom und Dekollement mit Faszieneröffnung. Risswunde über der Patella."

Das rechte Bein scheint unversehrt. Der Chirurg berührt den Fuß.

„Können Sie den Fuß drehen?"

Der Fuß bewegt sich nach rechts und links.

„Reguläre Bewegung rechtes Bein, kein Hinweis auf Frakturen."

Der Patient erlebt all diese Untersuchungen bei vollem Bewusstsein, ist ansprechbar und antwortet auf Fragen, noch immer im Schockzustand und vollgepumpt mit Adrenalin.

„Wir wissen jetzt Bescheid, Herr Diedrich, und werden Sie nun schlafen legen."

Dann wendet sich der Chirurg an den Anästhesisten.

„Jetzt bitte intubieren. Danach für eine Ganzkörperaufnahme ins CT."

Jetzt erst injiziert der Anästhesist ein Narkosemittel. Der Radfahrer fällt in ein künstliches Koma, in dem er lange bleiben würde.

Seit dem Unfall ist eine Stunde vergangen. Die Golden Hour ist abgelaufen.

Um diese Zeit macht sich Kathrin ernsthafte Sorgen. Sie ist mehr als 25 Jahre mit Frank verheiratet und hat sich, wenn auch leidvoll, daran gewöhnt, dass er seine Touren zuweilen länger ausdehnt, ohne eine Nachricht zu schicken. Jetzt aber war er schon zwei Stunden unterwegs, doppelt so lange wie üblich! Dabei hatte er diesmal versprochen, beizeiten zurück zu sein, weil er sich noch um die Vorbereitung des Essens für die am nächsten Tag geplante Einladung kümmern wollte.

Schließlich fährt sie mit dem Auto los, um nach ihm zu suchen. Sie kennt seine Strecke, findet aber keine Hinweise, denn die Unfallstelle war bereits wieder geräumt. Inzwischen ist es stockdunkel geworden. Gegen 19:00 telefoniert sie schließlich mit der Polizei.

Der Schreck trifft sie mit voller Wucht.

Der Radiologe und der Unfallchirurg sitzen nebeneinander und blicken auf ein Breitwandkino von dreimal zwei verbundenen Flachbildschirmen. Mit schnellen Mausklicks und Bewegungen inszeniert der Radiologe eine Expedition durch die Ergebnisse der CT-Aufnahme. Diese spezielle Röntgendiagnostik liefert dreidimensionale Informationen, anders als ein normales Röntgenbild, das nur den zweidimensionalen Schattenwurf der Strahlen erfasst.

Er beginnt am Kopf, scrollt durch die Tiefenebenen, verweilt bei auffälligen Details, zoomt in die Tiefe, vergrößert den Ausschnitt wieder, fährt dann zum nächsten Körperteil. Hinter den beiden stehen ein Anästhesist und ein Notfallpfleger und geben gelegentliche Hinweise.

Schädelhirnverletzungen?

Verletzungen an der Lunge?

Blutungen?

„Kopf Prima Vista ok"

Der Radiologe scrollt weiter.

„Stabile Fraktur HWK sechs."

„Behandeln wir konservativ."

„Offensichtliche, beidseitige Lungenkontusion. Hämatothorax."

Der Radiologe scrollt weiter, zögert, runzelte die Stirn und zoomt auf die Hauptschlagader.

„Was ist das?"

Der Unfallchirurg beugt sich näher zum Schirm.

„Möglicherweise ein Einriss der Aorta?"

„Sieht so aus."

„Ok, dann müssen wir das schnellstens versorgen."

Der Radiologe scrollt weiter. Innere Organe, Herz, Wirbelsäule und Rippen erscheinen.

„Rippenserienfraktur dorsal links. Vier, fünf, sieben, acht. Mehrfachbrüche elf und zwölf."

„Schau Dir mal den elften Brustwirbelkörper an."

„Oh, sieht nicht gut aus, wahrscheinlich instabile Fraktur. Das braucht eine Osteosynthese."

Weitere innere Organe, Nieren, Leber, Milz.

„Im Bauchraum offensichtlich keine spektakulären Verletzungen."

Der Radiologe fährt weiter, stutzt.

„Doch warte, schau mal hier. Dieser Ast der Darmarterie gefällt mir nicht."

Der Radiologe wendet sich zum Chirurgen.

„Ok, wir werden das im Auge behalten und müssen sehen, wie es sich klinisch entwickelt."

Einige Sekunden später gleiten die Oberschenkel in das Gesichtsfeld.

„Hier, dislozierte proximale Femurfraktur links!"

Der bereits vom Notarzt spektakulär vorgefundene verschobene Bruch des Oberschenkelschafts war von ihm bereits am Unfallort trotz seiner beschränkten Möglichkeiten wieder so gut eingerichtet worden, dass man den Bruch äußerlich jetzt nicht mehr erkennen konnte. Hier aber, im CT, sah man die Bruchstelle und den Versatz der beiden Bruchstücke deutlich.

„Vorläufige Ruhigstellung mit einem Fixateur Externe."

Der Radiologe erkennt noch eine knöcherne Absprengung am oberen Ende des rechten Oberschenkelknochens, fährt dann zum anderen Bein und schließlich zu den Armen.

An den Unterarmen, der Knautschzone des Radfahrers, hat die Wucht des Aufpralls eine besonders verheerende Wirkung gezeigt.

„Dislozierte Radiusfraktur rechts."

Nach dem Trümmerbruch des rechten Speichenknochens erscheinen die Brüche des linken Ellen- und Speichenknochens und weitere Brüche des Zeigefingergelenks sowie des kleinen und Zeigefingers an der linken Hand im Bild. Die Bruchstücke sind gegeneinander versetzt.

„Dislozierte Frakturen von Radius und Ulna links."

„Zunächst Fixateur Externe", auch hier entscheidet der Chirurg für eine vorläufige Ruhigstellung, „später Stabilisierung der Finger mit Kirschner-Draht."

Während der Patient für den Transport in den OP vorbereitet wird, ruft der Emergencyleader noch: „Wir müssen schnellstens das Implantat besorgen. Zwischenzeitlich können wir nichts anderes tun, als dafür sorgen, dass der Blutdruck nicht zu hoch ist."

Am kritischsten war die Verletzung der Aorta. Der Chirurg wusste: In der überwiegenden Zahl der Fälle haben Unfallopfer mit Aortaeinriss keine Chance, noch vor Erreichen des Krankenhauses verbluten sie innerlich. Erst nach einer Abdeckung der Rissstelle mit einem Stent ist das Risiko einer tödlichen Blutung gebannt.

Bei alledem hatte der Verletzte wohl noch Glück gehabt: Es gab zunächst keine Hinweise auf einen Schädelbruch oder Verletzungen des Hirns.

Die ersten Operationen werden noch am selben Abend durchgeführt. Die beiden Stücke des gebrochenen Oberschenkelknochens werden wieder in die richtige Lage gebracht und mithilfe einer außerhalb des Beines liegenden Metallvorrichtung fixiert. Analog verfährt man mit den Trümmerbrüchen an den Unterarmen, auch hier bringen die Ärzte die Bruchstücke wieder in die richtige Position und befestigten sie mit einer externen Metallvorrichtung. Sie säubern und nähen die Wunden am linken Oberschenkel, den Riss oberhalb der Kniescheibe und die Wunden an den Armen, ebenso die Platzwunden an der Stirn und das eingerissene Ohrläppchen.

Der Erguss im Brustkorb wird über eine Drainage entlastet, die das Sekret durch einen Schlauch abfließen lässt.

Die eingerissene Aorta kann noch nicht behandelt werden, weil das hierfür erforderliche Implantat in der Klinik nicht vorhanden ist und erst bestellt werden muss.

Um 21:30 Uhr telefoniert Kathrin wieder mit dem Städtischen Klinikum und hört, dass Frank noch im Operationssaal sei.

„Wir werden Sie auf alle Fälle heute noch benachrichtigen, wie es weiter verlaufen ist", erfährt sie.

Um Mitternacht ruft sie in der Klinik an: „Ihr Mann ist gerade aus dem Operationssaal herausgekommen und jetzt auf unserer Station", beruhigt die Nachtschwester. „Er ist gut versorgt worden. Im Moment können wir nichts weiter sagen. Ab 15:00 Uhr dürfen Sie ihn besuchen."

4
Das Abo läuft aus

Ich lebe mein ganz normales Leben. Ich arbeite, bin unterwegs, telefoniere, sitze an meinem Schreibtisch. Alles ist normal und ereignislos. Fast alles. Denn zuweilen passiert mir etwas sehr Seltsames. Es fühlt sich so an, als ob eine fremde Macht von mir Besitz ergreift. Zunächst ist es eine Stimme, die zu mir spricht.

„Es ist nun wieder soweit, Frank", sagt die Stimme, „wir machen dir drei Angebote, von denen du eines auswählen sollst."

Beim ersten Mal frage ich mich, was das Ganze soll, und denke überhaupt nicht daran, mich mit den Angeboten auch nur irgendwie zu beschäftigen. Es ist wieder so ein bescheuerter Internettrick, denke ich mir, möglicherweise bin ich in eine Abofalle gelaufen. Die Stimme meldet sich aber wieder und wieder, wird immer intensiver und belästigt mich mehr und mehr. Die fremde Macht bedrängt mich nun auch körperlich und ich merke mit zunehmendem Entsetzen, wie ich mich nicht dagegen wehren kann. Ich kann meine Arme und Beine nicht mehr frei bewegen. Sie werden von der unbekannten Macht gezogen, gedehnt und gestreckt. Es tut nicht wirklich weh, aber ich spüre in diesem Moment ein Gefühl absoluter Hilflosigkeit.

Irgendwie kann ich mich dann doch befreien, das verstörende Ereignis ist vorbei und ich befinde mich wieder in meinem normalen Leben. Doch völlig unerwartet wiederholt es sich. Es ist nun manchmal so, dass gar nicht erst die Stimme zu mir spricht. Ich merke es zuerst an meinem Körper, an meinen Armen und Beinen, wie diese gehalten, gezogen und gestreckt werden, so dass ich mich nicht mehr frei bewegen kann. Dann spricht die Stimme erneut zu mir.

„Es ist nun wieder Zeit, Frank. Wir machen dir drei Angebote. Du musst jetzt wählen."

Doch wieder will ich mich nicht darauf einlassen. Wieder und wieder. Und jedes Mal spüre ich, wie die Macht von mir Besitz ergreift. Meine Arme und Beine werden gedehnt und gestreckt und ich bin gezwungen zuzuhören.

„Du willst von all unseren Vorschlägen nichts annehmen?", fragt die Stimme. „Nun gut. Wenn du vom Leben nichts mehr willst, dann musst du sterben."

Panik und Entsetzen ergreifen mich. Ich befinde mich jetzt plötzlich an einem anderen Ort und sitze in einem winzigen Raum, der gerade genügend Platz für mich alleine bietet. Es ähnelt einer alten Telefonzelle. Durch die Glastür sehe ich einen weiten, leeren Platz. Kein Mensch ist zu sehen. Alles ist grau. Die Zelle ist leer, schmucklos und nüchtern.

„Das soll der Tod sein?", geht es mir durch den Kopf, „was nutzt mir jetzt mein erspartes Geld? Meine Pläne für das Alter?" Das Entsetzen wird größer. „Das soll es gewesen sein? Und hier, in dieser engen Zelle enden? Leer, schmucklos, nüchtern?"

Ich möchte mich zum Sterben wenigstens hinlegen können. Dann will ich die Augen schließen und es soll, wenn es sein muss, vorbei sein. Aber die Zelle ist dafür zu eng. Ich muss hinaus.

„Macht die Tür auf!", rufe ich, „macht die Tür auf!"

Aber die Tür bleibt verschlossen.

5
Der erste Tag

Eine Gefäßprothese zur Sicherung der eingerissenen Hauptschlagader war noch in der Nacht des Unfalltags bestellt und innerhalb weniger Stunden durch Kurier geliefert worden.

Weil die Gefahr bestand, dass die eingerissene Hauptschlagader ganz durchreißen und eine tödliche Blutung resultieren könnte, entschieden die Ärzte, die Operation sofort durchzuführen. In der Leiste des linken Oberschenkels schafften sie einen arteriellen Zugang und schoben die Prothese durch das Blutgefäß bis an seinen Bestimmungsort kurz vor dem Herzen. Mit einer ausgefeilten Röntgenanlage hatten sie die richtige Lage des Implantats und die ordnungsgemäße Durchblutung der Schlagader permanent im Blick.

Schließlich hatten sie die Spirale an den richtigen Platz geschoben und konnten erleichtert beobachten, dass der Riss jetzt abgedichtet war. Der Blutstrom durch die Hauptschlagader und ihre benachbarten Äste verlief weiterhin ungehindert.

Am selben Tag pünktlich um 15:00 Uhr war Kathrin an der Intensivstation. Die Tür war verschlossen und öffnete sich schließlich nach mehrmaligem Klingeln. Sie musste sich anmelden, einen Schutzkittel überziehen und durfte erst dann zu Frank hinein.

Dort lag er nun und wirkte eigentlich recht friedlich. Auf der Stirn hatte er ein großes und am Ohr ein kleineres Pflaster, beide Arme waren mit einer seltsamen Metallvorrichtung versehen, die zwischen Unterarm und Hand befestigt war. In einem Gestell am rechten Rand des Bettes befanden sich zahlreiche Geräte, von denen aus Kabel und Schläuche zu seinem Körper liefen. Weitere Geräte waren in einem anderen Gestell hinter dem Kopfende aufgestellt und zeigten Kurven und Diagramme. Ein Schlauch führte in die Nase, ein anderer in seinen Mund, beide mit Heftpflaster befestigt. Über einen Monitor huschte ein regelmäßiges Lichtsignal, jedes Mal von einem Piepton begleitet.

So also sah er nach dem Unfall aus: Er schlief. *Sein Zustand ist stabil, nicht lebensbedrohlich*, dies hatte gestern noch die Polizei gesagt. Nach dem ersten großen Schrecken der Unfallnachricht war sie dadurch zunächst beruhigt gewesen und hatte geduldig auf den Besuchstermin gewartet. Frank war ja in guten Händen und professionell versorgt.

„Hallo Frank!“, sagte sie leise, um ihn sanft zu wecken. Dann, als er nicht reagierte, etwas lauter: „Ich bin’s, Kathrin!“

„Er kann Sie nicht verstehen“, sagte die Krankenschwester, „wir mussten ihn in ein künstliches Koma versetzen.“

Schlagartig wurde ihr klar, dass alles viel schlimmer war, als sie es in der Nacht erwartet hatte. Das Schicksal hatte, wie manches Mal befürchtet, nun wirklich zugeschlagen.

Sie hatte tausend Fragen und bekam viele Antworten.

Das Wichtigste blieb ungewiss: Wie würde es ausgehen?

6
Es gibt noch etwas zu erledigen

Beim ersten Telefonanruf war ich zu Tode erschrocken.

„Bleiben Sie am Apparat! Wir werden Sie in einer wichtigen Angelegenheit weitervermitteln."

Es knackte und knisterte in der Leitung und nach einer Weile meldete sich eine weitere Stimme. „Wir fragen Sie jetzt nach einigen persönlichen Daten und bitten Sie, uns diese wahrheitsgemäß zu beantworten", sagte die Stimme, „wir verbinden Sie weiter."

Nach einer Weile meldete sich eine weitere Stimme, und wieder klang sie etwas weiter entfernt als die vorherige: „Wir wurden von der amerikanischen Justiz gebeten, mit Ihnen Kontakt aufzunehmen. Sie werden Gelegenheit bekommen, zu den Vorwürfen Stellung zu nehmen."

Ich war verwirrt und hatte keine Ahnung, um was es gehen könnte.

„Wir verbinden Sie weiter", sagte die Stimme, und wieder meldete sich eine andere Stimme: „Es wurde beantragt, Ihre Ehe für ungültig zu erklären. Wir erhielten den Antrag von einer Frau, die sie von früher kennt. Sie behauptet, Ihre Frau habe die Ehe nur geschlossen, um Vermögenswerte zu erlangen. Wenn Sie nicht Stellung beziehen, werden wir dem Antrag stattgeben. Ihr Vermögen wird dann der klagenden Frau zufallen."

Ich war entsetzt. Ein derartiges Unrecht darf nicht geschehen, empörte ich mich. Ich werde also Stellung beziehen und die Sache aufklären.

Es gab aber zunächst keine Gelegenheit dazu. Das Gespräch war beendet.

Aus heiterem Himmel gab es dann wieder diesen Anruf, und der Ablauf war ähnlich wie vorher. Ich wurde etliche Male verbunden, wobei mir jedes Mal die Stimme weiter entfernt schien, bis sich schließlich, ganz weit entfernt, die sachbearbeitende Stelle in den USA meldete.

„Wir öffnen jetzt den Vorgang für Sie erneut. Sie haben 20 Sekunden Zeit, eine Gegendarstellung zu geben. Wir starten die Uhr. Reden Sie!"

Jetzt verfiel ich in Panik und überlegte verzweifelt, was ich sagen sollte. Unerbittlich lief die Zeit. „Er sagt nichts", hörte ich in der Leitung. Dann war die Zeit um und die Verbindung wurde unterbrochen.

Das Muster war nun immer dasselbe. Bereits nach dem ersten Anruf spürte ich, um was es ging, und war mir des Ernstes der Sache bewusst. Ich hatte mir deshalb eine Gegendarstellung zurechtgelegt: „Wir haben aus Liebe geheiratet und aus keinem anderen Grund. Geld hat dabei überhaupt keine Rolle gespielt", so wollte ich es sagen.

Die Anrufe kamen jedes Mal überraschend. Ich blieb in der Leitung, wurde mehrfach verbunden und hörte die Stimmen weiter und weiter entfernt. Die Konzentration auf das Geschehen fiel mir entsetzlich schwer. Ich wusste das nun schon, denn die letzten Male war ich noch vor der letzten Verbindung so müde, dass ich die vorbereiteten Sätze nicht mehr vollständig sagen konnte. Die Verbindung wurde dann abgebrochen und ich erkannte, dass ich nichts erreicht hatte.

Wieder meldete sich die Stimme. Diesmal nahm ich mir ganz fest vor, bis zum Schluss durchzuhalten und die entscheidenden Sätze zu sagen. Endlich war ich nach zahlreichen Verbindungen wieder mit dem amerikanischen Sachbearbeiter verbunden. Weit entfernte Stimmen redeten miteinander.

„Da ist er wieder", hörte ich in der Leitung, „er sagt ja ohnehin nichts. Aber geben wir ihm noch einmal eine Chance. Reden Sie jetzt, die Zeit läuft."

Ich merkte, wie die Zeit verrann. Schon wieder war ich entsetzlich müde geworden. Unendlich müde, in lähmender Bewegungslosigkeit gefangen, nichts war mir möglich. Aber ich wusste, dass ich dieses Mal etwas sagen musste. Mit unsäglicher Mühe gelang es mir zu sprechen: „Wir -- haben --- aus ---", brachte ich mühsam hervor, dann war die Zeit um. Die Verbindung wurde unterbrochen.

Ich hatte es nicht geschafft, dieses ungeheuerliche Unrecht aus der Welt zu schaffen. „So kann ich nicht sterben", durchfuhr es mich, „ich habe noch eine Aufgabe zu erledigen. Wenigstens diese eine!" Und erkannte, dass ich noch einen großen Auftrag im Leben hatte. Ich musste es schaffen, die entscheidende Botschaft zu übermitteln. Mindestens dieses wollte ich für Kathrin noch tun.

Ich beschloss, um mein Leben zu kämpfen.

7
Krise

Der erste Handgriff gilt dem Licht und flutet den Deckenstrahler. Die vorher im Dämmerlicht nur schemenhaft erkennbaren Gerätetürme springen in brutalem Kontrast hervor und machen sich für neue Einsatzbefehle bereit.

„Schocklage, Ringerlaktat, halber Liter im Schuss!"

Noch während der Arzt seine Anweisungen gibt, haben die beiden Pfleger bereits den Griff am Fußende des Betts gepackt und in die Höhe gezogen. Trendelenburglage, jeder Ersthelfer kennt diese Schockmaßnahme. Mit dem Kopf nach unten und den Beinen nach oben drückt die Schwerkraft Blut aus dem größten Körperspeicher – den Venen – und zurück ins Herz.

Eine markerschütternde Sirene hat Arzt und Pfleger hochgeschreckt, zum Sternlauf ins Patientenzimmer dirigiert und tönt noch immer.

Puls 140, Systole 70 und fallend, Schockindex definitiv im kritischen Bereich.

Ein Pfleger hängt den Infusionsbeutel ein und öffnet das Ventil, maximaler Durchfluss.

Wird es reichen?

Die noch immer gellende Sirene verstummt erst jetzt, nachdem ein Pfleger daran denkt, den Alarm zu quittieren.

Die Pfleger und der Arzt stehen schweigend am Bett.

Puls 144, Blutdruck 68.

Erst jetzt bemerkt der Arzt, dass Kathrin noch im Raum ist, daneben ihr Begleiter. Sie hatte den hohen Puls zuerst gesehen und war im Begriff, den Pfleger zu rufen, als der Alarm losging. Seitdem haben beide kein Wort gesagt.

„Wir würden Sie bitten, für einen Moment den Raum zu verlassen."

Jetzt keine Ablenkung, keine Fragen, kein unnötiges Risiko durch mangelnde Konzentration.

Puls 148, Blutdruck 67.

„Wir erhöhen das Dopamin", der Arzt wendet sich zum Pfleger, „wie ist die Dosis jetzt?"

Der Pfleger schaut auf das Display: „Zehn Gamma."

„Geh aufs Doppelte!"

Nervös blickt der Arzt auf die Uhr. *Maximal 10 Minuten. Die nächsten Schritte?*

Die Zeit nutzen, weitere Informationen sammeln.

„Was ist passiert?"

„Septisches Koma vielleicht? Gib mir noch mal die Akte!"

Der Arzt blättert durch die Seiten, murmelt: „Stumpfes Bauchtrauma, Illiumperforation, erhöhte Entzündungswerte. Eine Peritonitis?" Dann laut: „Hol mal den Ultraschall!"

Der Arzt drückt glibbriges Kontaktgel auf den Sensor und führt diesen in langsam kreisenden Bewegungen erst über die Seite des Patienten, dann den Bauch.

„Etwas freie Flüssigkeit!" Soll er eine Drainage legen lassen? Er fährt zum Unterleib, sucht dort nach Hinweisen.

Da war doch was am Darm, ist dies hier jetzt das klinische Korrelat?

„Ist das Ringerlaktat durch?"

„Ja."

„Dopamin läuft?"

„Doppelte Rate", der Pfleger überlegt: „Sollen wir FFP geben?"

Fresh Frozen Plasma, das könnte eine Idee sein.

„Mach einen Beutel warm!"

Der Pfleger verschwindet, Türen klacken, ein Klingelton. Eine kleine mit Raureif überzogene dampfende harte Tafel hat sich in der Mikrowelle zu einem grünlich schimmernden Beutel verwandelt, der aber kein Olivenöl enthält, sondern Blutplasma im Gegenwert von einem halben Liter Vollbut.

„Lass uns noch fünf Minuten warten!"

Der Pfleger hängt den Beutel in den Galgen und legt den Schlauch neben den letzten freien Zugang am zentralen Venenkatheter, verbindet ihn aber noch nicht.

„Wie siehts aus?"

Puls 140, Blutdruck 70.Vielleicht haben wir Glück."

Gebannt blicken drei Gesichter auf einen Monitor und zwei Zahlen.

Puls 138, Blutdruck 77.

Puls 125, Blutdruck 85.

Puls 105, Blutdruck 100.

„Schockindex bei eins", der Arzt atmet tief, „wir sind durchs Gröbste durch!"

„Dopamin zurückfahren?"

„Lass uns noch zehn Minuten beobachten!" Wieder schaut der Arzt auf seine Uhr. Seit dem Alarm sind 35 Minuten vergangen.

„Puls 95, Blutdruck 115", der Arzt hängt den Plasmabeutel ab und reicht ihn zum Pfleger. „Es scheint, wir haben es geschafft!"

„Wie gehts weiter?"

„Ich schreibe den Bericht. Einer von euch bleibt noch zehn Minuten hier und stellt sicher, dass alles regulär bleibt. Dann wieder Normallage. Gebt mir Bescheid. Ich informiere dann die Besucher und lass sie wieder rein."

Das Deckenlicht erlischt und lässt die neben dem jetzt wieder waagerecht stehenden Bett aufragenden Gerätetürme schemenhaft zurücktreten. Das Piepen hat sich auf 90 Pulse pro Sekunde eingespielt. Ein grüner Punkt zieht seinen Lichtschweif synchron über den Monitor und erhellt in gespenstisch gleichmäßigem Rhythmus das Gesicht des Patienten.

Die Lage scheint unter Kontrolle.
Wie lange diesmal?

8
Besuch im Koma

Kathrin besucht Frank nun jeden Tag. Sie möchte wissen, wie es ihm geht, welche Eingriffe gemacht wurden und wie sie verlaufen sind, was die zahlreichen Messdaten bedeuten und wie die Behandlung weitergehen soll. Ärzte und Pfleger geben bereitwillig Auskunft, können aber ihre Sorgen nicht zerstreuen. „Wir können Ihnen nichts versprechen", antwortet der Oberarzt auf die Frage, ob Frank denn durchkommen werde.

Meist wird sie über einen bevorstehenden Eingriff informiert – sie ist nun seine Betreuerin – und muss entscheiden, ob sie dem zustimmen will. Sie erhält dicke Stapel von Papier mit ausführlichen Erläuterungen, liest alles ganz genau durch und fragt solange nach, bis sie das Gefühl hat, dass die Operation lebensrettend, zumindest sinnvoll ist und die genannten Risiken daher wohl in Kauf genommen werden müssen. Manchmal telefoniert sie mit Freunden und lässt sich beraten. Keiner rät, den Vorschlag abzulehnen, auch wenn es Risiken gibt. Es passt zusammen, denkt sie, die Ärzte werden schon wissen, was sinnvoll ist. Am Ende wird sie mit ihrer Unterschrift bestätigen, dass sie die Informationen gelesen hat, und dem Behandlungsvorschlag zustimmen.

Bei ihren Besuchen redet sie oft mit Frank, obwohl er noch immer bewusstlos ist und nicht antworten kann. Manchmal berührte sie seinen Kopf und fragt sich, ob er es spürt. Einige Male glaubt sie, eine Reaktion zu erkennen, ein Runzeln seiner Stirn, eine Bewegung der Augenlider.

Sie fragt sich, ob Frank etwas von ihren Besuchen spürt. Was geht wohl jetzt in seinem Kopf vor? In welchem Zustand befindet sich sein Bewusstsein? Ärzte und Pfleger erklären, dass auch Komapatienten möglicherweise fähig sind, Signale aus der Umgebung wahrzunehmen. Kathrin hofft, mit ihren Besuchen zur Genesung beizutragen.

Jedes Mal, wenn sich etwas verändert hat, macht Kathrin ein Foto und schreibt eine kurze Notiz dazu. Aus ihren Aufzeichnungen, den Bildern und den Arztberichten erwächst eine Chronologie der Ereignisse und Entwicklungen:

2. März

Die Pflaster an der Stirn und am Ohr wurden inzwischen entfernt. Um den Hals schließt sich eine mächtige Halskrause, die auch das Kinn überdeckt und bis fast an den Mund heranragt. Man will damit weitergehende Verletzungen der oberen Wirbelsäule verhindern. Auf den Röntgenbildern hatte man zwei gebrochene Halswirbel gesehen. Wenn sich die Bruchstellen bewegen und dabei Nervenbahnen verletzen, droht eine Querschnittlähmung.

Beide Hände sind mit einem „Fixateur Externe“ stabilisiert. Die linke Hand ist komplett verbunden, während bei der rechten Hand Finger und Daumen offen liegen.

Von den Ärzten erfährt Kathrin Details zur letzten Operation:

Die externe Fixierung des gebrochenen Oberschenkelknochens wurde durch einen ca. 30 cm langen Marknagel aus Titan ersetzt, der in den Knochen eingeschlagen und im Bereich des Oberschenkelhalses durch eine Querverstrebung und Schraube gesichert wurde. In der gleichen Operation wurden die gebrochenen Brust- und Lendenwirbel durch Platten und Schrauben stabilisiert.

4. März

Weil im Bauchraum Komplikationen festgestellt wurden und deren Ursache nicht bestimmt werden konnte, haben die Ärzte sich zu einem weiteren chirurgischen Eingriff entschieden.

Nachdem sie die Bauchhöhle mit einem 30 Zentimeter langen Schnitt geöffnet haben, erkennen sie, dass Dünndarm und umgebende Blutgefäße durch den Aufprall so stark geschädigt sind, dass sie entfernt werden müssen. Sie schneiden die beschädigten Stücke heraus, vernähen die gesunden Enden des Darms miteinander, säubern und waschen den Bauchraum und legen schließlich Drainagen.

6. März

Clara ist aus England zu Besuch. Es scheint, als ob Frank ihr sein Gesicht zuwendet. Manchmal öffnet er die Augen, schaut er sie an?

9. März

Gelegentlich huscht ein Lächeln über Franks Gesicht. Liegt er entspannt? Seine Augen sind halb geöffnet und werden regelmäßig mit Salbe getränkt, damit sie nicht austrocknen.

11. März

Vorsichtig berührt Clara Franks Kopf. Ob er es wohl spürt?

12. März

Paul kommt zu Besuch. Er und später Kathrin berühren nun auch Franks Kopf. Sie haben den Eindruck, als ob er sich dabei leicht bewegt.

14. März

Die Ärzte haben vorgeschlagen, einen Luftröhrenschnitt vorzunehmen und eine Trachealkanüle zu legen. In einem ausführlichen Gespräch haben sie Kathrin über die damit verbundenen Vorteile und Risiken aufgeklärt: Ohne Luftröhrenschnitt besteht bei langdauernder externer Beatmung durch den Mund die Gefahr einer Entzündung, während durch die Trachealkanüle eine Schädigung des Stimmapparates eintreten kann.

Nachdem sie den Aufklärungsbogen in Ruhe und bis ins letzte Detail studiert hat und nach einem weiteren ärztlichen Gespräch zur Einschätzung gekommen war, dass schwere Nebenwirkungen unwahrscheinlich sind, stimmt Kathrin schließlich dem Vorschlag der Ärzte zu. Was soll sie auch Besseres tun?

Die Trachealkanüle wird gelegt, ab jetzt erfolgt die Beatmung nicht mehr durch den Mund.

15. März

Die Trümmerbrüche an den Unterarmen werden mit Platten und Schrauben operativ versorgt. Am linken, stärker verletzten Arm sind es zwei Platten und zahlreiche Schrauben, am rechten Arm ist es eine Platte.

In die beiden gebrochenen Finger der linken Hand werden stabilisierende Drähte, sogenannte Kirschner Drähte, eingelegt.

Anstelle der externen Fixiereinrichtungen sieht man nun Verbände an beiden Händen.

16. März

Endlich kann eine MRT-Aufnahme der Halswirbelsäule gemacht werden. Dies war aufgrund der aus magnetischen Materialien bestehenden Fixiereinrichtungen an den Armen vorher nicht möglich gewesen.

Außer den bereits bekannten Verletzungen der Wirbelkörper erkennt man eine Dehnung der Bänder und Muskeln. Es gibt keine Hinweise auf eine mögliche Schädigung des Rückenmarks. Die Erleichterung darüber ist groß.

Um keine weiteren Risiken einzugehen, entscheiden die Ärzte dennoch, die steife Halsmanschette eine weitere Woche zu belassen.

17. März

Die Ärzte versuchen jetzt, die Narkose zu beenden. Sie schlagen vor, ihm Bilder aus seiner vertrauten Umgebung zu zeigen. Wenn er sie erkennt und sich an die Vergangenheit erinnert, könnte es seiner Orientierung helfen. Kathrin wählt ein Bild vom New York Marathon und ein weiteres mit dem Panorama vom Gornergrat oberhalb von Zermatt. Einige der Viertausender hatte Frank im letzten Jahr bestiegen und oft davon geschwärmt.

Paul, der immer noch zu Besuch ist, liest aus einem mitgebrachten Buch von Haruki Murakami, es heißt „Kafka am Strand". Als er fragt, ob Frank ihn verstehen könne, scheint dieser den Kopf zu schütteln. Paul fragt andere Dinge, aber immer wieder schüttelt Frank den Kopf, oder er bewegt sich gar nicht.

Versteht er wirklich, oder ist es nur ein Reflex, fragt sich Paul.

Schließlich scheint es, dass Frank fest schläft, und Paul beendet das Vorlesen. Er hat den Eindruck, dass Frank ihn nicht verstanden hat.

9
Beim Arzt

Ein seltsamer Gegenstand erscheint in meinem Blickfeld. Er könnte aus Holz sein, vielleicht ein skandinavisches Möbelstück oder eine Skulptur. Ich nähere mich interessiert.

Jetzt ist Paul bei mir. „Pass auf!", sagt er, „solche Dinge können gefährlich sein!"

Im selben Moment spüre ich die Gefahr. Ich bin in einer Arztpraxis. Der Gegenstand gehört zur Einrichtung. Ich weiß nicht, welche Funktion er hat, fühle mich aber bedroht.

Paul warnt: „Du musst darauf achten, wie hier die Rollen verteilt sind", sagt er, „möglicherweise bist du Patient. Vielleicht bist du aber auch Instrument oder Medikament."

Ein eisiger Schrecken durchfährt mich. Ich ahne, dass nicht nur der seltsame Gegenstand, sondern auch ich selbst nun zu einem gefährlichen Versuch gehören, der in dieser Arztpraxis durchgeführt wird. Ich hätte vorsichtiger sein und mich dem Gegenstand nicht nähern sollen!

Jetzt ist es zu spät. Ich bin dem Geschehen ausgeliefert.

10
Schwerstbehindert

Seit Tagen changierte der Himmel zwischen Nieselregen und Nebel und überzog die Stadt mit trübem Grau, in dem die Bäume keine Schatten warfen und ihre immer noch kahlen Äste verzweifelt in die Höhe streckten. Achtlos hatte der Winter den Frühlingsanfang vorüberstreichen lassen und verlängerte seinen Auftritt bereits seit Tagen mit monotonen Zugaben von Nässe, Frost und Dunkelheit.

Doch irgendetwas war geschehen. Bereits beim Öffnen der Tür fühlte sich die Klinik anders an. Wie immer hatte Kathrin das Auto einige hundert Meter vor dem Krankenhausgelände am Rand einer Kleingartenanlage geparkt, war an der zentralen Notaufnahme vorbeigelaufen und hatte den Eingang ins Kellergeschoss des Gebäudes C010 genommen. Ein Gang führte sie im Dämmerlicht zu einer gläsernen Wandbarriere, dahinter einige Schritte im Hellen weiter und schließlich zu einer Welt, die dem normalen Besucher verschlossen bleibt, die Kathrin aber seit Wochen kannte: zur Intensivstation der Unfallchirurgie.

Nach dem Klingeln musste sie, wie jedes Mal, einige Minuten warten, bis die Tür geöffnet wurde. Der Pfleger erkannte sie sofort, grüßte kurz und verschwand gleich wieder. In gewohnter Routine wandte sich Kathrin nach rechts, tauschte ihre Winterjacke gegen den grünen Schutzkittel und wandte sich zum Patientenzimmer, als ihr ein Herr in den Vierzigern mit sorgenvollem Gesicht entgegenkam und zur Begrüßung die Hand hinstreckte. *Der diensthabende Arzt?* Kathrin hatte ihn noch nie gesehen.

„Guten Tag Frau Diedrich,“ er kannte ihren Namen, „die MRT-Aufnahme vom Kopf ihres Mannes wurde inzwischen erstellt und ausgewertet. Ich würde gerne mit Ihnen die Ergebnisse durchsprechen.“

Sie hatten die Aufnahme bereits gemacht? Warum so schnell? Weil der Aufwachprozess ungewöhnlich lange dauerte, hatten die Ärzte vorgeschlagen, eine weitere radiologische Untersuchung des Schädels zu machen. Noch gestern hatten sie beim Besuch darüber gesprochen. Eine MRT-Aufnahme sei geplant, möglicherweise könnte man daraus einen Aufschluss über die Ursachen für den ungewohnt langen Verbleib im Koma bekommen. Wenn es so weit sei, würde sie Näheres erfahren. Nun waren die Aufnahmen bereits erstellt, und auch die Auswertung erfolgt.

„Ich habe einen Besprechungsraum für uns reserviert. Wir sind dort ungestört.“

Die sorgenvolle Miene und der Vorschlag, ihr das Ergebnis ungestört in einem Nebenraum zu erklären, konnten nichts Gutes bedeuten.

„Nehmen Sie bitte Platz.“ Der Arzt rückte ihr den Stuhl zurecht, „darf ich Ihnen ein Glas Wasser anbieten?“

Kathrin hatte jetzt keinen Durst.

„Wir haben uns die Ergebnisse der Aufnahmen sehr sorgfältig angeschaut,“ der Mann sprach mit Grabesstimme, „und ich möchte ganz offen mit ihnen reden.“

So schlimm.

„Wir haben dunkle Flecken gefunden. Mehrere Stellen im Kopf Ihres Mannes, an denen sich nachweislich etwas verändert hat. Zum Vergleich konnten wir eine CT Aufnahme vom 25. Februar heranziehen, die direkt nach dem Unfall erstellt worden war. Wir sahen damals keinerlei Anzeichen für ein Schädel-Hirn-Trauma oder anderweitige Verletzungen des Kopfes. Doch inzwischen hat sich etwas verändert. Die dunklen Flecken im Hirn sind neu."

Der Arzt machte eine Pause, doch Kathrin war jetzt unfähig, etwas zu sagen. Nach einer Weile fuhr er fort.

„Wir nennen es disseminierte bihemisphärische Suszeptibilitätsartefakte mit kortikaler Beteiligung. Es könnte sich bei den Flecken um Blutungen handeln. Am wahrscheinlichsten aber um eine zerebrale Fettembolie. Die Ursache dafür könnte beim Einschlagen des Marknagels entstanden sein. Fetthaltige Partikel werden aus dem Innenraum des Knochens herausgedrückt und gelangen über die Blutbahn bis in den Kopf, wo sie sich an engen Stellen festsetzen können. Möglicherweise sind das die dunklen Flecken. Vielleicht auch Blutungen, Spätfolgen des Aufpralls, die zunächst nicht sichtbar waren. Wir können auch eine DAI nicht vollständig ausschließen, eine diffuse Axionenverletzung. Ein Hirntrauma, das durch den starken Aufprall beim Unfall entstanden sein könnte. Es ist möglich, dass derartige Schäden erst nach Wochen sichtbar werden. Die Flecken sind über den ganzen Kopf verteilt. Wir gehen davon aus, mit diesen dunklen Flecken eine mögliche Ursache für das Verzögerung beim Aufwachen gefunden zu haben."

Wieder machte der Arzt eine Pause, und diesmal hatte Kathrin eine Frage.

„Was bedeutet das alles? Welche Auswirkung kann das haben?"

Der Arzt schaute sie sehr lange an, schien zu überlegen, wie er es formulieren sollte. „Sie sollten mit dem Schlimmsten rechnen," sagte er schließlich, die Augen fest auf sie gerichtet und sein Gesicht sehr ernst. „Wir können eine dauerhafte Schädigung des Hirns nicht mehr ausschließen. Möglicherweise wird sich der Aufwachprozess noch lange hinziehen. Vielleicht wird auch der Weg danach sehr schwierig sein. Es ist möglich, dass die Schädigungen so stark sind, dass Ihr Mann nurmehr ein sehr eingeschränktes Leben führen können wird. Vielleicht werden körperliche Funktionen eingeschränkt bleiben, vielleicht auch mentale. Wir können leider nicht ausschließen, dass er permanente Betreuung brauchen wird. Möglicherweise in einer Einrichtung für Schwerstbehinderte."

Das war zu viel. Der Raum umkreiste das Gesicht des Arztes und ließ ihn und seinen sorgenvollen Blick in einem Strudel von Entsetzen untergehen. Das Echo seiner Worte hämmerte in einer Spirale der Verzweiflung auf ihr Bewußtsein, bis schließlich der Schock des Schreckens ihren bohrenden Fragen wich: Was blieb übrig? Wer kann helfen? Wie nur sollte es jetzt weitergehen?

Kathrin musste lange schweigend gesessen haben, bis sich schließlich der Arzt erneut an sie wandte.

„Wollen Sie vielleicht jemanden anrufen?"

Kathrin schüttelte den Kopf. Sie brauchte jetzt keine Menschen, sie brauchte Ruhe. Der Arzt verabschiedete sich und auch Kathrin machte sich auf. Sie kannte den Weg ins Patientenzimmer.

Das zweite Bett, da lag er, wie immer. Die Pfleger hatten Frank auf die linke Seite gelegt, seine Augen waren offen. Kathrin zog sich einen Stuhl ans Kopfende und beobachtete die ruhigen Atemzüge und das gleichmäßige Zucken auf dem Monitor, sah die Schläuche, die Kabel, die Geräte mit ihren blinkenden Zahlen und spürte ihre Verzweiflung.

Wieviel Mensch war noch in ihm?

Die weit geöffneten Augen ihres Mannes schauten starr durch sie hindurch und verloren sich im Leeren.

11
Er wacht nicht auf

Als Kathrin fragte, ob sie die Kinder informieren solle, hatte der Arzt nur genickt.

„Seit Wochen hätte Papa aufwachen sollen, aber alle Bemühungen der Ärzte, sein Koma zu beenden, waren erfolglos."

Sie versuchte, die schlimme Nachricht schonend zu vermitteln. Die Kinder stellten Fragen, verstanden.

„Soll ich kommen?" Paul war in Leipzig, eine Reise noch vor Ostern machbar.

„Niemand weiß, ob er von deinem Besuch etwas wahrnimmt. Sei nicht enttäuscht, wenn er dich nicht erkennt."

Paul war eingeweiht. Morgen würden sie zusammen ins Krankenhaus fahren. Clara würde nach Ostern kommen.

„Papa, streck doch mal die Zunge raus!"

Mit dieser Frage kann man herausfinden, ob ein Patient seine Umgebung wahrnimmt. Der Pfleger hatte es Paul erklärt. Frank reagiert, runzelt seine Stirn, öffnet die Augen ganz weit. Hat er verstanden?

„Die Zunge", wiederholt Paul, „streck deine Zunge raus!"

Der Unterkiefer klappt nach unten, scheint er die Zunge freigeben zu wollen? Er klappt wieder hoch. Kleinste Bewegungen. Die Stirn runzelt sich, die Augen weit geöffnet. Fragend? Wieder bewegt sich der Kiefer.

„Nein, die Zunge", wiederholt Paul erneut, streck deine Zunge raus.

Jetzt keine Reaktion mehr.

„Mach nicht zu viel“, beruhigt jetzt Kathrin. Vielleicht versteht er dich, kann aber nicht reagieren. Wir dürfen keinen Stress erzeugen.

„Frank“, Kathrin setzt sich ganz nah ans Bett, „schau mal!“

Die Augen öffnen sich ganz weit, doch der Blick geht wiederum ins Leere.

„Übermorgen ist Ostern! Die kleinen Osterlämmer sind da! Ich habe sie gestern bei meinem Spaziergang gesehen. Wir würden so gerne mit dir feiern! Paul ist da, Clara kommt nächste Woche aus London. Komm doch auch du zurück!“

Kathrin legt ihre Hand auf die Stirn und fühlt die Bewegung des Kopfes, wie sich die Stirne runzelt. Die Lider schließen sich.

Nun legt auch Paul seine Hand auf den Kopf, ganz behutsam. Der Pfleger hatte zu diesen Berührungen ermutigt. Auch wenn ein Komapatient nicht kommunizieren kann, könne er durchaus die fürsorgliche Wärme einer Berührung als angenehmen Schutz empfinden.

Frank scheint auf Ansprache und Berührungen zu reagieren. Manchmal öffnet er die Augen und runzelt die Stirn. Aber ist es bereits Kommunikation? Versteht er schon etwas? Oder sind es nur Reflexe?

Eintrag am 25. März

Besuch mit Paul. Frank hat ihn nicht erkannt.
Auch mich nicht.
Die steife Halsmanschette wurde entfernt und hat eine böse Überraschung offenbart: An mehreren Stellen hat sich ein Dekubitus ge-

bildet, eine fast bis zum Knochen gehende offene Verletzung. Sie wurde durch den permanenten Druck der Halskrause auf das Gewebe hervorgerufen.

Die Ärzte sagen, dass es Monate dauern könne, bis diese Wunden wieder verheilt sind!

Sonst keine Veränderung.

Seit dem Unfall ist genau ein Monat vergangen.

12
Das Projekt

Ich bin Mitglied einer internationalen Projektgruppe unter holländischer Leitung. Die Gruppe befindet sich seit einigen Tagen auf einer Expedition zum Mond, den man noch rechtzeitig zu Weihnachten erreichen will. Die Expedition soll in das Innere des Mondes eindringen und zum Fest eine für alle sichtbare Fahne durch ein Loch nach außen schieben. Gleichzeitig soll damit bewiesen werden, dass der Mond eine Hohlkugel ist.

Wir haben den Mond erreicht und sind zuversichtlich, die Projektziele zu erreichen. Das Innere gleicht einer Winterlandschaft. Alles ist weiß, aber nicht sehr hell, fast dämmrig und ohne Sonne. Es ist kein Schnee, sondern eine süße essbare Masse. Wir machen uns auf den Weg zur Krippe und wollen etwas von der Süßigkeit als Geschenk mitbringen.

Das gesamte Projekt kommt mir eigenartig vor. Ich habe keine führende Rolle, bin aber am Geschehen beteiligt.

Ich liege in meinem Bett, als ein großer Holländer erscheint. „Sie hatten schwere Schnittwunden", sagt der Mann, „wir haben sie gut versorgt."

Ich bin völlig überrascht. Ich spüre keinerlei Schmerzen und kann mich auch nicht an irgendeinen Unfall erinnern.

„Machen Sie sich keine Sorgen", sagt der Holländer, „alles wird gut!"

13
Aufwachen

„Weißt du, wo du bist?“, fragte Kathrin, als die Ärzte signalisierten, ihr Mann müsste nun aufgewacht sein.

Ich schüttelte den Kopf.

„Du hast einen schweren Verkehrsunfall gehabt und bist jetzt in der Intensivstation.“

Ich war überrascht, aber nicht beunruhigt. Offensichtlich war ich versorgt.

„Du bist auf einer Fahrradtour von einem Autofahrer angefahren worden. Der Autofahrer war schuld.“

Ich war erleichtert.

Ich hatte früher als Radfahrer immer wieder einmal kleine Unvorsichtigkeiten begangen. Es war aber nie etwas passiert. Diesmal war wohl doch etwas passiert, aber offensichtlich war ich unschuldig.

„Du wirst einige Zeit auf der Intensivstation bleiben. Danach wirst du in die Reha verlegt.“

Das empfand ich als eine gute Nachricht.

Ich kannte Rehakliniken von Besuchen bei Verwandten aus früheren Zeiten. Die Patienten dort machten Wanderungen, spielten Tischtennis und abends gab es ein Buffet mit Salaten und anderem gesunden Essen.

Ich freute mich ein bisschen darauf und schlief wieder ein.

14
Erkennt er uns?

„Wir haben einen Konsiliarbefund von den Kollegen der Neurologie: Der Patient ist wach, erste Ansätze einer Kommunikation über Kopfnicken und Zwinkern sind erkennbar.“ Der diensthabende Arzt legte die Mappe zur Seite, „Ihr Mann ist aus dem Koma zurück!“
Ein freudiger Schreck durchfuhr Kathrin.

„Wie geht es ihm?“

„Die Wunden sehen gut aus, der Vakuumverband wird am Mittwoch oder Donnerstag nochmal geöffnet, um den Heilungsverlauf zu kontrollieren. Aus der Thoraxdrainage sind schon 450 Milliliter abgezogen worden, inzwischen läuft nur noch wenig Sekret. Die Schwellungen der rechten Hand sind durch die Operation begründet und werden in einige Tagen zurückgehen. Wir haben mit der Entwöhnung vom Beatmungsgerät begonnen.“

Das hatte Kathrin nicht gemeint! Was ging im Kopf von Frank vor, wie fühlte er sich? Konnte seine Umwelt erkenne, wusste er, wo er war, hatte er Schmerzen?

„Ist er klar im Kopf?“

„Wir wissen es nicht. Das Aufwachen wird eine Zeit lang dauern und wir werden ihren Mann dabei sehr genau beobachten. Wir müssen uns gedulden.“

Kathrin schaute ratlos, enttäuscht. Die Unsicherheit würde weitergehen. Wie lange?

„Reden Sie mit ihm! Das wird ihm guttun. Und beobachten Sie seine Reaktion!“

Als Kathrin am Bett stand und in das Gesicht von Frank schaute, sah sie, wie seine Augen ihr folgten. Der Blick war nicht mehr leer, er wirkte fokussierter als beim letzten Mal.

„Kannst du mich erkennen?“

Frank nickte.

„Weißt du, wer ich bin?“

Frank nickte wieder. Woher sollte sie wissen, ob es stimmte? Reden konnte er ja nicht. Sie erzählte von ihren Plänen, den Kindern. Bald würde Clara kommen, Paul war jetzt in Italien. Seine Schwester hatte sich angemeldet, mit ihrem Mann und der Nichte Marei. Morgen aber würde Andreas kommen. Als sie ihn fragen wollte, ob er Andreas noch kennt, merkte Kathrin, dass Frank schon wieder eingeschlafen war.

Beim nächsten Besuch würde sie Gegenstände aus seinem Zimmer mitbringen und dazu gezielte Fragen stellen. Dann würde sie erkennen, ob er sie wirklich verstand.

Die nächsten Tage brachten nichts wirklich Neues, Frank war wach, reagierte auf Fragen und schüttelte den Kopf oder nickte, aber wie sollte sie herausfinden, was er wirklich dachte und empfand?

Zwei Tage nach dem Aufwachen besuchte ihn Andreas, sein guter Freund aus Studienzeiten. Er hatte Kathrin beim Ordnen der Verwaltungsangelegenheiten geholfen und war dann allein zu Frank gefahren, danach gleich weiter. Sie mailte ihm und dankte für die Hilfe, fragte dabei auch nach seinem Eindruck.

Du hast gefragt, ob er mich erkannt hat. Das ist gar nicht so leicht zu sagen. Ich glaube ja, aber sicher sein kann man sich nicht. Er hat sicher reagiert und ich habe es als freudige Mimik/Lächeln gesehen.

Aber ob er weiß, dass ich Andreas bin und wer Andreas ist oder vage Erinnerungen an gemeinsam erlebte schöne Zeiten die Ursache seines Lächelns sind, sprich auf welchem Niveau das Erkennen stattfindet – wer weiß das?

15
Die Kaffeepause

„Gleich machen wir Kaffeepause", der Pfleger schaut auf seine Uhr.

Ich höre, wie sich Stimmen nähern, erwartungsfrohes, freudiges Gemurmel, vereinzeltes Lachen.

„Es geht ganz einfach", höre ich eine Stimme. „Wir haben Rohre in die Räume gelegt, es ist wie eine Pipeline. Die zapfen wir jetzt an. Jeder, der mag, stellt seinen Becher darunter."

Ich sehe das Rohr oben durch mein Zimmer laufen und erkenne, wie es durch die Wand in den Nachbarraum verschwindet.

Nebenan ist jetzt das Klappern von Kaffeegeschirr zu hören. Die Stimmen werden lauter und auch das Lachen nimmt zu. Ich erkenne einzelne Stimmen, sie kommen von Freunden und Verwandten.

„Warum kommen die nicht zu mir?", frage ich mich. „Das ist mein Besuch", denke ich empört, „doch sie bleiben nebenan. Sie trinken fröhlich ihren Kaffee und bemerken nicht einmal, dass ich hier allein liege und durstig bin." Meine Empörung wächst. „Wie gerne hätte auch ich jetzt einen Kaffee!"

Doch niemand kümmert sich um mich. Die Kaffeegesellschaft ist ausgelassen, ich glaube, vereinzelte Stimmen zu erkennen. Weiß niemand dort von mir und meinem Durst?

Nach einer Weile wird es leiser, dann ebben die Geräusche ab. Schließlich ersterben sie ganz.

„Es ist noch jede Menge übriggeblieben", höre ich eine Stimme. „Wir machen es wie immer. Wir stellen die Sirene an und signalisieren damit, dass es etwas zu trinken gibt. Dann warten wir, ob jemand kommt und durstig ist."

Ich höre die Sirene. „Hier", rufe ich, „hier!" Ich rufe so laut, wie ich kann, wieder und wieder. Aber niemand kommt.

Langsam beschleicht mich eine furchtbare Ahnung: „Sie wollen mich nicht hören", durchfährt es mich. „Sie machen ein Experiment mit mir. Man will herausfinden, wie lange ein Mensch es ohne Trinken aushalten kann."

Nur weg von hier, nichts wie weg.

Ich brauche Hilfe und fasse einen Plan. Mein Freund Andreas soll die erforderlichen Schritte einleiten, um meine sofortige Entlassung zu bewirken. Falls nötig, mit juristischer Unterstützung.

Und immerwährend höre ich die Sirene.

Ich hörte sie auch noch beim Aufwachen und merkte, dass es der Alarm an einem Monitor in der Intensivstation war.

Ich spürte meinen Durst, wie immer in der letzten Zeit, und war zutiefst beunruhigt. Hier war ich nicht sicher! Ich nahm mir fest vor, Andreas zu bitten, schnellstmöglich meine Entlassung zu bewirken. Gleich beim nächsten Mal, wenn er wieder zu Besuch käme.

Dann schlief ich wieder ein.

16
Erster Dialog

Clara war im Rahmen eines freiwilligen sozialen Jahres seit einigen Monaten in England. Schon wenige Tage nach meinem Unfall war sie nach Deutschland gekommen und hatte mich besucht, noch während ich im Koma gelegen hatte. Ich hatte die Augen halb geschlossen und bewegte mich nicht, runzelte nur manchmal die Stirn. Clara war sich nicht sicher gewesen, was sie tun sollte, und hatte dann beschlossen, ganz normal mit mir zu sprechen und von ihrem Aufenthalt in England und von ihrer Arbeit erzählt. Vielleicht würde ja doch etwas in mein Bewusstsein dringen. Sie hatte ihre Hand auf meinen Kopf gelegt und manchmal eine Bewegung in meinem Gesicht gesehen. Mehr nicht.

Jetzt, eine Woche nach Ostern, besuchte sie mich wieder. Diesmal war ich schon wacher. Man hatte die Narkose abgestellt und erste Reaktionen gesehen.

„Hast du Schmerzen?“, fragte sie. Kaum merklich schüttelte ich den Kopf. „Soll ich dir etwas vorlesen?“ Wieder schüttelte ich den Kopf. „Kannst du den Arm bewegen?“ Und wieder schüttelte ich den Kopf.

„Vielleicht versteht er mich gar nicht und schüttelt immer den Kopf, egal was ich sage!“ Clara schaute Kathrin fragend an.

„Beweg doch mal die Hand“, sagte Kathrin.

Beide beobachteten mich jetzt ganz genau: Tatsächlich, eine winzige Bewegung des Fingers!

„Und nun den Fuß!“

Ein Zeh bewegte sich ganz leicht.

Ich hatte reagiert. Und Kathrin wusste, dass ich sie verstehen konnte – und keine Querschnittslähmung hatte!

Frank war heute sehr wach, nach den letzten müden und deprimierenden Tagen, und konnte gut reagieren. Clara war dabei. Ich glaube, er versteht sehr viel. Wir haben ihn dann aufgefordert den Daumen zu bewegen und die Zehen: Beides hat er geschafft. Zum ersten Mal. Unglaublich. Wenn das wiederholbar ist, wäre ich überglücklich!

E-Mail am Abend des 4. April

Der Durchbruch – nie sollte Kathrin diesen Tag vergessen!

17
Die Exkursion

Das nächste Treffen ist bereits in England. Ich befinde mich in einer ländlichen Gegend mit sehr viel Grün. Ich erkenne einzelne Personen, Clara und einige Kollegen im Freiwilligen Sozialen Jahr, die alle ihren Beschäftigungen nachgehen. Ich selbst werde von einem Pfleger an eine ruhige Stelle gebracht, von der aus ich das Geschehen beobachten kann.

Ich sehe, wie weitere Patienten mit ihren Rollstühlen und Betten aus einem Fahrzeug herausgefahren werden. Offensichtlich ist die ganze Station mitgekommen!

„Wahnsinn, denke ich mir, eine Exkursion nach England! Die unternehmen hier im Krankenhaus wirklich etwas mit ihren Patienten!"

Ich bin schwer beeindruckt und genieße das grandiose Gefühl, einmal wieder völlig woanders zu sein.

Nun beginnt ein Dudelsackspieler Musik zu machen.

Einige Male kommt jemand vorbei und fragt, ob ich etwas brauche. Ich verneine und bin sehr zufrieden, in Ruhe das ferne Geschehen und die schöne Landschaft betrachten zu können. Durch grüne Wiesen schlängelt sich ein kleiner Fluss, dessen Ufer an einigen Stellen mit Schilf bewachsen ist. Sanfte, grasbewachsene Hügel erstrecken sich bis zum Horizont.

Es wird immer ruhiger.

Jetzt kommt niemand mehr. Auch die Menschen sind verschwunden. Nur noch die Landschaft ist da.

Plötzlich muss ich aufs Klo. Es ist aber niemand mehr in der Nähe, der mir helfen könnte. Kein Mensch. Die Dudelsackmusik hat längst aufgehört. Ich bin allein in der schottischen Landschaft und fühle

Panik in mir aufkommen. Der Druck wird immer größer. Irgendwann ist er nicht mehr auszuhalten.

Ich muss es laufen lassen.

Ich wachte auf und hatte alles nur geträumt. Nur die Scheiße war echt.

18
Intensivstation

Das Aufwachen aus dem Koma war ein längerer Prozess. Zuerst waren es nur kurze Wachphasen, Unterbrechungen von langem Schlaf und intensiven Träumen. Wirklichkeit und Traum waren ineinander verwoben. Was war real? Was hatte ich geträumt? In welcher Realität war ich überhaupt?

Menschen gingen und kamen, doch selten zu mir. Kathrin besuchte mich jeden Tag, meist gegen Nachmittag. Bald glaubte ich, den typischen Klang ihrer Schritte zu erkennen, wie sie von Ferne kamen, sich zielstrebig näherten, und freute mich unmäßig, wenn schließlich ihr Gesicht an meinem Bett erschien. Es war der Höhepunkt des Tages!

Seit dem Unfall hatte ich keine Brille und konnte die Uhr im Zimmer nur schlecht erkennen. Was war der große, was war der kleine Zeiger? War es morgens 8:10 Uhr oder am frühen Nachmittag 13:40 Uhr, oder war es gar 1:40 Uhr in der Nacht? Für mich sah alles gleich aus, doch die Unterschiede waren brutal: Kam Kathrin schon in zwei oder erst in acht Stunden? Musste ich gar noch die halbe Nacht durchhalten?

Ich empfand keinen Tagesrhythmus und freute mich über jedwede Abwechslung. Wenn jemand an mein Bett trat, hoffte ich, es sei ein Arzt. Der wüsste Bescheid und würde mich über meine Lage und die weiteren Pläne aufklären. Leider wurde meine Hoffnung selten erfüllt, da Ärzte meist nur zur Visite kamen. Wie oft fanden die eigentlich statt, und wann? Ich wusste es nicht, hatte kein Zeitgefühl. So behielt ich meine Hoffnung und war freudig überrascht, wenn die Visite schließlich stattfand.

Pfleger kamen häufiger als Ärzte. Auch über deren Besuche freute ich mich und hoffte, dass sie nicht nur kamen, um eine Infusionsflasche zu wechseln oder den Katheterbeutel auszuleeren, sondern etwas mit mir selbst machten. Eingriffe an meinem Körper waren mir angenehm. Meine Sensorik war in Ordnung und signalisierte mir jede Berührung, sagte mir, pass auf, jetzt passiert etwas Nützliches, eine Abwechslung allemal. Es wird sicher gut für dich sein! Selbst die Blutentnahme empfand ich als willkommenes Ereignis. Ich genoss den angenehmen Kälteeffekt auf meiner Haut, wenn die Einstichstelle mit einem flüchtigen Desinfektionsmittel gereinigt wurde.

Das Waschen war ein Höhepunkt des Tages. War es überhaupt täglich? Ich wusste es nicht, erinnerte mich aber, wie ich das erste Mal besonders gründlich gewaschen worden war.

Der Pfleger hatte den Waschlappen ins Wasser getränkt und kleine Rinnsale über meinen Rücken laufen lassen. Es hatte sich sensationell angefühlt, fast wie ein kleines Bad im Bett. Es war so schön gewesen, doch viel zu schnell vorbei!

Einmal wurde ich gefragt, ob ich lieber warmes oder kaltes Wasser möge. Ich wünschte mir kalt und hoffte, das angenehme Waschgefühl dadurch noch intensiver zu erleben. Es wurde intensiv, doch äußerst unangenehm: Ich fror entsetzlich!

Nie wieder, dachte ich, beim nächsten Mal wieder warm!

Es fragte aber niemand mehr.

Ein so schönes Waschen mit viel warmem Wasser wie beim ersten Mal sollte ich in der Intensivstation nicht mehr erleben. Erst Wochen später, in der Reha, sollte mir dieser Luxus wieder gegönnt werden.

Gelegentlich wurde ich zum Röntgen in die Radiologie gefahren. Ich sah, wie wir die Intensivstation verließen, Türen zur Seite glitten, nahm wahr, wie ich durch lange Gänge gefahren wurde und versuchte, mir ein Bild zu machen, wo ich eigentlich war. Dies gelang mir nicht, doch schöne Abwechslung war es allemal, ein kleiner Ausflug.

Ein- oder zweimal erklärte der Oberarzt bei der Visite, dass es einen weiteren operativen Eingriff geben würde. Ich freute mich darauf. Es würde wieder einen Ausflug geben, und nützlich wäre es gewiss auch. So empfand ich diese Fahrten in den Operationssaal ebenfalls als angenehme Abwechslung.

Der Durst war schlimm.

„Wir geben Ihnen Infusionen. Ihr Körper bekommt genügend Flüssigkeit", sagte die Krankenschwester. Nur half es nicht gegen den Durst. Einmal so viel trinken dürfen, wie ich wollte, das war mein größter Wunsch. Nichts Exotisches, kein Bier oder gar Wein, nein, reines Wasser, reines klares Wasser, kühl und vielleicht mit etwas Kohlensäure versetzt, das wünschte ich mir.

Ich liege in meinem Bett und spüre wieder einmal diesen unerträglichen Durst. „Das ist doch gar kein Problem", sagt der Pfleger, „die Wasserleitung läuft durch jeden Raum." Mit seinem Fuß tritt er an ein

Rohr, das knapp über dem Fußboden waagerecht verläuft. Sprudelnd und zischend perlt das Wasser heraus.

Ich wachte auf und merkte, dass ich nur geträumt hatte.

Jetzt liege ich auf dem Boden. Du darfst dir etwas wünschen, sagt eine Stimme. Obst, ganz viel saftiges Obst, wünsche ich mir, Ananasschnitze und Melonenstücke. Ich bekomme zwei Riesenberge, die sich rechts und links neben mir auf dem Boden auftürmen. Dazwischen liege ich, wie im Schlaraffenland und muss nur entscheiden, zu welcher Seite ich mich drehen will.

Wieder war es nur ein Traum.

19
Luft

Eine Trachealkanüle ist eine Vorrichtung, um Atemluft unter Umgehung der oberen Atemwege, also von Mundhöhle und Nase, direkt in die Luftröhre zu leiten. Mit einem Skalpell schneidet der Chirurg ein kleines Loch in den Hals unterhalb des Kehlkopfes und führt durch diese Öffnung ein System von zwei konzentrisch ineinander liegenden Schläuchen in die Luftröhre ein. Der innere Schlauch transportiert die Atemluft. Er ist von einem zweiten Schlauch umgeben, der in einer ringförmigen elastischen Manschette endet, die mit einem Pumpballon aufgeblasen werden kann. Sie drückt dann an die Innenwand der Luftröhre und dichtet diese ab. Diesen Abschluss der Trachealkanüle durch Aufblasen der Manschette nennt man Block. Er dient dazu, die Luftröhre vor dem Eindringen von Festkörpern und Flüssigkeitströpfchen aus dem Mundraum zu schützen. Eine derartige Aspiration von Flüssigkeit birgt die Gefahr einer Lungenentzündung und muss unbedingt vermieden werden.

Die geblockte Manschette verhindert aber auch den Transport von Flüssigkeitströpfchen in Gegenrichtung, also aus Bronchien und Lunge durch die Luftröhre in den Mund. Dieser Prozess ermöglicht bei gesunden Menschen eine Reinigung der Atemwege durch Abhusten von Schleim. Patienten mit Trachealkanüle haben diese Möglichkeit nicht. Sie brauchen deshalb besondere Aufmerksamkeit und Pflege. Schleim oder andere Flüssigkeitströpfchen der Bronchien geraten mit dem Luftstrom in die Beatmungsschläuche und können sie verstopfen. Die Schläuche müssen daher regelmäßig gereinigt werden, üblicherweise durch Absaugung der Flüssigkeit mit einem Katheter, den man dazu vorsichtig in den Luftweg einführt. Es ist sehr wichtig, dass diese Reinigung regelmäßig und sorgfältig erfolgt, sonst kommt es zu Atemnot, schlimmstenfalls droht Ersticken.

Da die Luft nicht mehr über die Stimmbänder strömt, sondern vorher in das Beatmungssystem abzweigt, kann der Patient nicht mehr sprechen.

Ich merkte sofort nach dem Aufwachen, dass mit meiner Stimme etwas nicht in Ordnung war: Ich brachte keine Vokale mehr heraus und konnte nur noch mit Zunge und Lippen Konsonanten formen. Mit Krach-, Zisch- und Schnalzgeräuschen versuchte ich mich zu artikulieren, doch man verstand mich nicht! Ich konnte nicken und denken, mein Kopf war bereit, doch niemand wusste davon!

Noch immer war sich Kathrin nicht sicher, wie viel ich wirklich von meiner Umgebung verstand. Meine Schwester hatte den entscheidenden Einfall: die Buchstabentafel! Sie kannte die Idee aus einem Kinofilm und hatte sie mit PC und Drucker schnell verwirklichen können. Auf einem großen Blatt waren die 25 Buchstaben des Alphabets in einem Quadrat mit fünf Reihen und fünf Spalten angeordnet. Kathrin hielt mir das Blatt so nah vor die Augen, dass ich die Buchstaben gut lesen konnte und fuhr mit ihrem Finger zeilenweise über das Blatt. Ich sollte nicken, wann immer der Finger den richtigen Buchstaben erreicht hatte:

AUA

Ich nickte dreimal, mein erstes Wort!

Der Damm war gebrochen, ein Kommunikationskanal hatte sich geöffnet. Die körperlichen Reaktionen waren für meine Besucher ermutigend, ich hatte Bewusstsein, doch jetzt war ihnen klar, ich konnte denken!

„Hast du Schmerzen?“

Ich nickte.

„Wo tut es dir weh?“ Wieder erschien die Buchstabentafel vor meinem Gesicht.

LAGE

Ein Pfleger hatte mich ungünstig gelegt, mein Rücken schmerzte. Der Arzt erschien und war erstaunt. Er ließ sich meine Reaktion auf Ansprache vorführen, die Bewegung von Zeh und Finger, hörte den Bericht zur Buchstabentafel. Sofort rief er einen Pfleger, der mich auf die andere Seite drehte und ordnete eine Schmerzmittelinfusion an. Ich war so froh, mich wieder verständlich machen zu können und so viel Hilfe zu erfahren. Ich wollte meiner Schwester unbedingt noch etwas sagen. Die Buchstabentafel wurde noch einmal bemüht:

DANKE

Mein letztes Wort für heute.

Beim nächsten Besuch machten wir mit der Buchstabentafel weiter. Ich war mir meiner Hilflosigkeit bewusst und musste mal. Wie sollte es gehen?

WC

buchstabierte ich. Kathrin verstand nicht. Ich musste deutlicher werden, versuchte es genauer:

WO IST CLO

Mein erster Satz!

"Du hast einen Katheter und kannst es einfach laufen lassen", hörte ich. "Ein Plastikbeutel sammelt die Flüssigkeit und wird regelmäßig geleert. Mach dir keine Sorgen!"

Ich schüttelte den Kopf. Kathrin schaute mich fragend an. Ich nickte mit dem Kopf zur Buchstabentafel. Jetzt verstand sie: Ich wollte buchstabieren!

Doch was? Mir fiel nicht ein, wie es heißt, wenn man richtig muss. Dann versuchte ich es:

AA

Sie schaute mich fragend an. "Was meinst du?", und fuhr erneut mit ihrem Finger über die Buchstaben.

Ich dachte verzweifelt nach, wie hieß es nur!

GROS

Jetzt hatte sie verstanden. "Du kannst nicht aus dem Bett", sagte sie. "Mach es einfach in die Windel."

In die Windel also, doch das war mir unangenehm. Ich würde versuchen, vorher auf mich aufmerksam zu machen, mit meinen Knack- und Zischgeräuschen.

Ob ich mir etwas wünschte?

COLA

wollte ich haben. Noch immer war mein Durst riesengroß.

"Du darfst nicht trinken, weil du dich verschlucken könntest!" Ich war enttäuscht.

"Gibt es einen anderen Wunsch, den wir dir vielleicht erfüllen könnten?“

Ich dachte lange nach. Wie konnte ich es nur in einfachen Worten ausdrücken, dass ich meine Stimme wiedererlangen wollte?

Endlich hatte ich es:

REDEN

Zuerst schaute Kathrin mich fragend an, dann hatte sie verstanden. "Du kannst nicht reden", sagte sie, "deine Stimmbänder sind blockiert. Es ist wegen der Trachealkanüle."

Jetzt wusste ich, warum ich keine Stimme mehr hatte. Ich musste es wohl akzeptieren.

Ich wurde nun bereits seit sechs Wochen künstlich beatmet und sollte nun langsam von den Geräten entwöhnt werden. Nicht nur meine Arm-, Bein und Rumpfmuskeln waren so verkümmert, dass ich wie gelähmt im Bett liegen musste und keine eigenständigen Bewegungen machen konnte, auch meine Zwerchfellmuskeln hatten sich durch die lange Untätigkeit ebenfalls zurückgebildet. Sie hatten die Fähigkeit verloren, meinen Brustkorb zu bewegen und dadurch Luft in die Lunge ein- und ausströmen zu lassen. Ich konnte nicht mehr selbstständig atmen!

Um die Zwerchfellmuskeln anzuregen, reduzierten die Ärzte das Ausmaß der künstlichen Beatmung. Erst wenig, dann sukzessive mehr.

Es fühlte sich entsetzlich an! Wie langsames Ersticken empfand ich es. Ich kämpfte um jeden Atemzug, hatte fortwährend Angst, dass die Luft nicht reichen würde.

„Wir haben einen Sauerstoffmonitor angeschlossen und beobachten die Sauerstoffsättigung in ihrem Blut ganz genau“, sagte der Arzt, „sobald sie zu niedrig wird, gibt es einen Alarm“.

Aber es gab keinen Alarm. Ich spürte das Ersticken und kämpfte dagegen an. Atemzug für Atemzug. Es hörte nicht auf. Eine gefühlte Ewigkeit musste ich gegen das Ersticken ankämpfen. Ich versuchte, die übermenschliche Anstrengung zu strukturieren und zählte eins, zwei, drei... bis zwölf und dann wieder von vorne. Zehn Sätze und dann wieder zehn, und noch einmal zehn. Immer wieder. Jeder geschaffte Atemzug war ein Gewinn. Ich konzentrierte mich jedes Mal auf den nächsten Atemzug. Dadurch wurde die Anstrengung machbar.

Beim Radfahren in den Bergen war es ähnlich gewesen: Ich schaffte den langen Passaufstieg leichter, wenn ich mir Zwischenziele setzte. 1.800 Meter hinauf, das sind 3 Stunden à 600 Höhenmeter. Und das sind 100 Höhenmeter pro 10 Minuten, also zehn Höhenmeter pro Minute, das kann man schaffen. 1.800 Höhenmeter in einem Stück ist unmöglich, aber zehn Höhenmeter pro Minute sind machbar. Manchmal schaffte ich die zehn Höhenmeter in etwas weniger als einer Minute. Dann strengte ich mich besonders an, wollte die gewonnene Zeit verteidigen und den „Vorsprung“ nicht leichtfertig wieder hergeben und fühlte eine ungeheure Motivation, jetzt nicht nachzulassen. Reine Kopfsache.

Und auch beim Marathon, als ich auf den letzten Kilometern den Läufer vor mir nicht wegziehen lassen, ihm vielleicht sogar näherkommen wollte. Die nächste Kilometermarke erreichen, es bis zur Wasserstelle schaffen. Das musste mein Kopf wollen, dann klappte es vielleicht.

Atmen lernen war dem Passaufstieg sehr ähnlich, oder dem Marathon. Nur konnte ich diesmal das Tempo nicht selbst bestimmen, sondern musste hoffen, dass der Arzt die richtige Therapie festlegte und der Pfleger die Geräte richtig eingestellt hatte. Mir blieb nichts anderes übrig, als zu kämpfen: eins, zwei, drei... bis zwölf und dann wieder von vorne.

Zehn Sätze und dann wieder zehn, und noch einmal zehn.

Irgendwann hatte ich die Stunde geschafft: Ein Engel kam und stellte die Sauerstoffzufuhr wieder höher.

Ich hatte gemerkt, dass die Pfleger durch Absaugen meine Atemnot einige Male lindern konnte, es war wohl doch Schleim in die Atemwege geraten. Deshalb versuchte ich nun häufiger, diesen Genuss des Absaugens zu erfahren und hoffte, danach besser atmen zu können. Ich versuchte, die Pfleger auf mich aufmerksam zu machen, und schnalzte, knackte, zischte mit meiner Konsonanten“sprache“. Manchmal hörten sie mich nicht, manchmal sagten sie, es bringe nichts, jetzt schon wieder zu saugen und manchmal zogen sie dann doch los und holten die ersehnte Absaugvorrichtung.

Einmal wurde es trotz Absaugens nicht besser. Verzweifelt versuchte ich dies klarzumachen, wieder schnalzte, knackte, zischte ich, doch der Pfleger verstand mich nicht.

Endlich untersuchte er das Absauggerät und fand heraus, dass einer der Schläuche vom Schleim verstopft war. Nach der Reinigung ging es wieder besser, wenigstens für eine Weile.

Meine Freude über die Linderung verdeckte die bittere Wahrheit, dass nur der Zufall mich erst gequält und dann wieder erlöst hatte.

Noch lange sollte diese Tortur andauern. Der Kampf gegen das Ersticken und immer wieder Todesangst, Stunde um Stunde, Tag für Tag.

20
Pflegefall

Ich bewunderte die Ärzte im Krankenhaus und hatte hohen Respekt vor ihnen. Sie hatten mein Leben gerettet und kümmerten sich um meinen weiteren Fortschritt. Sie hatten Piepser und Handys bei sich, waren immer erreichbar und ständig im Stress. Wenn es piepste, sah ich sie losrennen, es musste dringend, vielleicht ein Notfall sein. So wird es auch bei mir gewesen sein, als ich nach dem Unfall in den Schockraum kam und kurz danach zu den Operationen gebracht wurde, dachte ich mir.

Ein befreundeter Arzt hatte mir einmal von den Wochenenddiensten erzählt: „Es beginnt am Freitagabend, nach dem Ende der normalen Arbeitszeit und geht über Samstag und Sonntag bis Montagfrüh inklusive der Nächte. Und am Montag beginnt dann wieder die reguläre Arbeitszeit“, sagte er. „Ich hatte Kollegen, die waren am Montag fix und fertig und ich sah, wie ihre Hände zitterten.“ Er hatte das während seiner ersten Anstellung kurz nach der Ausbildung erlebt. Das war schon einige Jahre her, doch wie war es heute?

Ich fragte mich, welche Erwartungen, welche Ansprüche ich gegenüber diesen Menschen haben könne. Ich hoffte, dass mein Arzt nicht schon einen Wochenenddienst in den Knochen haben möge, wenn ich das nächste Mal an einem Montag zu einem kritischen Eingriff in den Operationsaal gefahren wurde.

Ich wusste, dass ich ein totaler Pflegefall war, gewissermaßen Pflegestufe Maximum, denn nichts konnte ich allein. Ich war auf Hilfe angewiesen wie nie zuvor.

Nun haben die Krankenschwestern und Krankenpfleger einen Arbeitsrhythmus, um ihre vielfältigen Aufgaben überhaupt irgendwie schaffen zu können. Das hatte ich schnell gemerkt. Alle zwei Stunden kamen sie und veränderten meine Lage im Bett. Sie kamen zum Verbandswechsel, zur Blutentnahme und zu vielen anderen Tätigkeiten. Ich merkte, dass die Pfleger permanent im Stress waren. Nun konnte ich daran nichts ändern, aber ich wollte wenigstens versuchen, ein möglichst einfacher Patient zu sein, soweit es eben ging.

Manchmal ging es leider nicht. Ich merkte, wenn sich ein großes Geschäft anbahnte und versuchte dann, mich bemerkbar zu machen. Ich konnte zwar nicht reden, aber mit meinem Mund konnte ich schnalzen, Zisch- und Knackgeräusche von mir geben. Ich konnte alle Konsonanten bilden und oft reichte es aus, dass ich verstanden wurde. „Stlgng“, also Stuhlgang, zischte und knackte ich mit meinen Lippen, wenn ein Pfleger in der Nähe war. Die meisten verstanden es sofort, wohl auch in ihrem eigenen Interesse. Wenn sie jetzt schnell genug die Bettpfanne brachten und diese unterschoben, war der weitere Aufwand eher gering. Wenn sie nicht verstanden oder zu spät kamen, mussten sie die Windel wechseln und die darunter liegende Sauerei beseitigen.

Manchmal hatte ich das Gefühl, dass derartige Putzaktionen besonders rabiat vorgenommen wurden. Dann tat es weh, ich zuckte zurück und stöhnte, aber es half nichts, ich konnte nichts machen. Ich musste Glück haben, um an den richtigen Pfleger zu geraten und hoffen, dass dieser nicht zu sehr im Stress war.

Es gab richtig nette Krankenschwestern. Solche, die eigentlich immer freundlich und hilfsbereit waren. Sie kamen, wenn ich mit meinen Knack- und Zischgeräuschen „rief“, nahmen sich die Zeit, mir zuzuhören und bemühten sich, mich zu verstehen. Und oft gelang es ihnen auch, trotz der fehlenden Vokale. Sie sprachen freundlich mit mir und munterten mich auf, wo immer es ging. Sie kamen, wenn ich Atemnot hatte und saugten mir den Schleim ab.

Andere absolvierten wohl ihren Dienst, engagierten sich darüber hinaus aber nicht weiter. Ich spürte das genau, es machte einen Riesenunterschied! Wieder einmal fühlte ich den Drang aufs Klo und versuchte, mich bemerkbar zu machen, doch niemand kam. Es musste in die Windel, auch wenn es sich scheußlich anfühlte, was sollte ich auch anders machen?

Ich zischte und knackte und schnalzte und hoffte, dass jemand kam, um mich von der Sauerei zu befreien. Als endlich eine Schwester erschien, versuchte ich ihr meine Lage klarzumachen, „Stlgng", sagte ich, mehrmals und mit aller Kraft, die ich hatte. Ich war mir sicher, dass ich verstanden wurde, ‚Stlgng', also Stuhlgang, das musste sie doch verstehen!

„Ich komme gleich zu Ihnen", sagte die Schwester im Vorbeigehen, doch sie kam nicht.

Sie kam auch in den nächsten 10 Minuten nicht, und sie kam auch in der nächsten Stunde nicht. Sie kam tatsächlich erst nach knapp zwei Stunden wieder, als der reguläre Rundgang anstand, bei dem sie die Patienten in ihren Betten umlagern musste.

Ein anderes Mal bei ähnlicher Gelegenheit brachte sie mir die Bettpfanne rechtzeitig, aber dann kam sie nicht wieder, um sie wegzunehmen. Mit meinem Hintern aus Haut und Knochen lag ich nun auf der stählernen Schüssel und spürte von Minute zu Minute stärker, wie sich der harte

Rand in meinen Körper bohrte. Mit den wenigen verfügbaren Kräften versuchte ich mich hochzudrücken, aber ich hatte keine Muskeln. All mein Zischen, Knacken, Schnalzen half mir nichts. Erst bei der nächsten regulären Runde wurde ich erlöst und die Schüssel kam endlich weg, nach mehr als einer Stunde.

Bereits kurz nachdem ich aus dem Koma erwacht war, wurde ich aus dem Bett herausgehoben und in einen Liegesessel umgesetzt. Alles fühlte sich ganz anders, viel interessanter an. Ich konnte zum ersten Mal das Geschehen um mich herum sehen, die Ärzte, Pfleger, Therapeuten, Putzfrauen und Besucher. Noch immer konnte ich mich nicht bewegen, nicht sprechen und auch meinen Kopf nicht selbstständig halten, der lehnte sich an eine Stütze. Und doch war ich dabei, im Geschehen der Außenwelt, die ich jetzt langsam wiederentdeckte. Mein Ausflug war anstrengend, aber aufregend und ich genoss jede Sekunde.

„Wir dürfen es beim ersten Mal nicht übertreiben", sagte der Pfleger nach zwanzig Minuten, „Sie müssen wieder liegen. Sonst überlasteten wir Ihren Kreislauf."

Jetzt lag ich wieder. Ich hatte etwas Unglaubliches erlebt, einen kurzen Ausflug in die Welt von früher. Jetzt, wieder bewegungsunfähig und an das Bett gefesselt, erschien sie mir unendlich weit entfernt. Wie war ich nur dorthin gelangt? Ich hatte gespürt, dass mein Körper einen komplizierten Prozess durchlaufen musste, bei dem Bewegungen, Lageänderungen, Richtungswechsel und sicherlich noch weitere Schritte, die ich nicht beschreiben konnte, aufeinander folgten. Mir war klar, dass ich diesen Prozess unmöglich allein durchlaufen konnte. Ich wollte aber wissen, wie schwierig und wie weit der Weg war, aus welchen Schritten er bestand und wie eng die Durchgänge waren. Ich kam zu keinem Ergebnis und spekulierte. Offensichtlich gab es zwei Daseinsebenen, zwei Räume. In einen war ich durch den Unfall geraten, in den anderen wollte ich zurück. Möglicherweise war es wie bei einer Linse, die ein reales Bild erzeugt, zuvor im Strahlengang aber eine völlig andere Realität entstehen lässt, einen anderen Raum, den Fourierraum. Ich wusste, dass eine Integraltransformation den Übergang vom Fourierraum in den Raum der realen Bilder vermittelt. Waren die von mir erlebten Räume auf ähnlich komplexe Weise miteinander verbunden? Ich nahm mir fest vor, beim nächsten Mal genau auf die Bewegungsabläufe zu achten.

Von nun an war dieses Sitzen im Sessel einer meiner großen Wünsche, ein Tageshöhepunkt. Ich fragte oft danach und hatte manchmal Glück, dann war die Krankenschwester freundlich, nahm sich die Zeit und suchte einen hilfsbereiten Kollegen, der ihr half, mich umzusetzen.

Wie schön war doch die neue Perspektive!

Es gab nur ein kleines Fenster im Raum. Dahinter sah ich eine graue Betonwand und darüber einen winzigen Streifen des Himmels. Das Fenster war immer geschlossen. Wie sehr wünschte ich mir, die frische Luft zu spüren! Dann, endlich: „So ein abscheulicher Mief hier drinnen“, eine Schwesternschülerin kam herein, „ich muss das Fenster öffnen!“

Frühlingsfrische strömte herein, in der Ferne zwitscherte ein Vogel. Ich war begeistert.

„Warum um Himmels willen ist denn das Fenster offen?“ Ein Pfleger war im Zimmer aufgetaucht und wandte sich zur Schwesternschülerin: „Die Fenster dürfen nie geöffnet werden! Wir müssen jedes Risiko einer Verunreinigung vermeiden. Außerdem ist der Raum klimatisiert.“

Er schloss das Fenster und ging wieder hinaus. Die Schwesternschülerin schaute betreten.

„Es war eine großartige Entscheidung von Ihnen!“, wollte ich ihr sagen. „grsrtg ntschdng“, sagte ich, „vln dnk“.

Ich bemühte mich zu lächeln und war sehr froh, als sie mein Lächeln erwiderte.

Zweiter Teil

Frührehabilitation

21
Erste Eindrücke

Endlich in die Reha! Bereits die Fahrt dorthin war ein Erlebnis. Zum ersten Mal nach mehr als zwei Monaten verließ ich die Intensivstation. Zwei Pfleger drehten mich auf die Seite, schoben ein flaches Brett unter meinen Rücken und zogen mich samt Brett aus dem Bett hinüber zur Trage.

Ich wurde liegend transportiert, konnte aber dennoch einige Blicke von meiner Umgebung erhaschen. In meiner Fantasie hatte ich mir ausgemalt, wie die Intensivstation und Ihre Umgebung wohl aussehen würden. Meistens waren es recht futuristische Bilder, die ich mir vorstellte. Der Hubschrauberlandeplatz, mit dem Fahrstuhl direkt hinunter in den Untergrund mit seinen hell erleuchteten Fluren, automatisch sich öffnenden Türen, der Hochtechnologie und den geschäftig eilenden Fachspezialisten.

Ich wurde auf der Trage in einen Krankenwagen geschoben und sah nun das Gebäude zum ersten Mal. Es war vielleicht 40 Jahre alt und wirkte hässlich, mit grauen Wänden aus Beton und kleinen Fenstern darin. Keine Spur von Hightech oder Hubschrauberlandeplatz. In der Nachbarschaft waren noch ältere Gebäude, zum Teil aus altem Sandstein gemauert. Alles wirkte sehr unspektakulär und gewöhnlich.

Schnell ging es heraus aus dem Klinikgelände, dann durch die Stadt, auf die Autobahn und schließlich über Land. Obwohl ich von meiner Trage im Krankenwagen nur wenig durch das kleine Fenster sehen konnte, genoss ich das gute Gefühl, nach so langer Zeit einmal wieder Eindrücke vom „richtigen Leben" zu bekommen. Nach knapp einer Stunde Fahrt erreichten wir die Reha. Ich wurde in die Station und auf mein Zimmer gefahren, wo mein Bett schon bereitstand.

Das Zimmer war hell und bot etwas Blick hinaus, wo ich einen Teil der begrünten Dachfläche vom Gebäude gegenüber sah. Kein anderer Patient war im Zimmer. Es war ruhig, nur in der Ferne hörte ich die Glocken von Weidevieh und stellte mir grasende Ziegen auf einer grünen Weide vor. Alles war unendlich viel schöner als die Wochen zuvor.

Die erste Nacht war unruhig. Noch immer hörte ich die Glocken, doch inzwischen wusste ich, dass es keine Ziegen waren, sondern der Klang der Notrufglocke meiner Mitpatienten, die damit nach den Pflegern läuteten. Es läutete nahezu ununterbrochen.

Dann war da dieses Schreien, stundenlang. Immer und immer wieder schrie jemand „Christa! – Christa! – Christa! – ...", doch niemand kümmerte sich darum. Offensichtlich gab es hier einen verzweifelten Menschen, dem niemand helfen konnte. Konnte er die Glocke nicht mehr läuten? Waren die Pfleger bereits da und mussten unverrichteter Dinge wieder abziehen? War er vielleicht bewegungsunfähig und mit seinem Bewusstsein gänzlich von der Umgebung abgeschnitten und konnte nur noch diese elenden Hilferufe hervorstoßen?

Mir gruselte. Ich spürte meinen klaren Kopf und war dankbar dafür. Auch wenn noch wenig ging, war ich doch nicht querschnittgelähmt und hatte keinen Hirnschaden erlitten. Ich war böse erwischt worden, hatte aber immer noch Glück gehabt. Um wie viel schlimmer hätte es auch mit mir kommen können!

Ich war nun in der „Neurophysiologischen Früh-Rehabilitation Phase B“. Noch immer fühlte ich zuweilen Atemnot und bekam dann zusätzlichen Sauerstoff, konnte ansonsten ohne Geräte atmen. Ich konnte meinen linken Arm selbstständig einige Zentimeter von der Matratze heben, den rechten Arm jedoch noch nicht. Ich konnte wieder reden, und das war für mich ganz besonders wichtig, auch wenn meine Stimme zunächst sehr dünn und schwach war. Ich konnte in einem Spezialrollstuhl mit besonders hoher Lehne und dick gepolsterten Armstützen eine Zeit lang sitzen, wenn ich von Pflegern aus meinem Bett dorthin umgesetzt worden war. Ich konnte wieder Wasser trinken, soviel ich wollte. Damit waren bereits zwei meiner großen Wunschträume aus der Aufwachphase in Erfüllung gegangen: reden und unbegrenzt viel trinken können!

Darüber hinaus konnte ich eigentlich noch nichts. Ich konnte die normale Glocke nicht bedienen, um nach den Pflegern zu rufen, weil meine Hand dafür noch zu schwach war. Deshalb wurde mir eine Spezialvorrichtung am Bett installiert, die ich nur leicht berühren musste, um den Alarm auszulösen.

Toilettengänge gab es natürlich nicht. Die kleineren Geschäfte erledigten sich noch immer von alleine und füllten über den Katheter einen Beutel, der mich stets begleitete. Sobald sich ein größeres Geschäft ankündigte, löste ich den Alarm aus und hoffte, dass es nicht zu lange dauern würde, bis jemand kam. Es konnte auch schon einmal 20 Minuten dauern und dann wurde es sehr anstrengend, das Malheur zu verhindern. Wenn der Pfleger die Bettpfanne endlich gebracht hatte, brauchte ich Glück und ein wenig Geschick, um den weiteren Verlauf einigermaßen erträglich zu gestalten. Natürlich konnte ich mein Hinterteil nicht alleine in die Höhe heben und wurde daher auf die Seite gedreht. Der metallene Topf wurde mir untergeschoben und ich wurde auf das Gefäß zurückgedreht. Dabei kam es ganz entscheidend darauf an, dass ich mit der wenigen Kraft, die ich besaß, meinen Hintern und Rücken in die richtige Position ruckelte, damit der Druckschmerz nicht zu groß war. „Wenn sie fertig sind, klingeln Sie einfach wieder", sagte der Pfleger und verschwand. Wieder musste ich Glück haben, damit ich nach dem Klingeln nicht erneut 20 Minuten warten und so lange auf dem harten Topf ausharren musste.

Am liebsten lag ich auf dem Rücken. Jeden Abend gab es wieder das gleiche Spiel:

„Auf welcher Seite wollen sie liegen?", fragte der Pfleger vom Nachtdienst, und ich antwortete:

„Auf dem Rücken!"

„Sie haben heute schon lange auf dem Rücken gelegen und am Steiß ist es schon ganz rot. Wir müssen unbedingt verhindern, dass Sie offene Druckstellen bekommen. Dann wird es ganz schlimm. Also welche Seite?"

Da jede Seite gleich schlecht war, sagte ich meistens „rechts", und wurde dann auf die Seite gedreht. Eine zusammengedrehte Deckenwurst in meinem Rücken sorgte dafür, dass ich in dieser Lage blieb. Mit etwas Glück konnte ich es in dieser Lage zwei Stunden bis zur nächsten Umlagerung einigermaßen aushalten. Wenn es dumm kam, begann der erste Schmerz bereits nach 10 Minuten, meistens an Knien, Hüfte oder Schultern. Zwei Stunden konnten elend lange sein! Dann kam die andere Seite dran und noch einmal zwei Stunden später die Erlösung, wenn der Nachtdienst eine weitere Runde gedreht hatte und ich endlich, endlich wieder meine geliebte Rückenlage einnehmen durfte.

Bereits am ersten Tag kam eine Logopädin vorbei. „Wir wollen doch einmal schauen, wie gut sie schon schlucken können!", sagte sie. Ich sollte etwas trinken und bekam versuchsweise Brei zum Essen, während die Logopädin mich aufmerksam beobachtete. Ich wusste genau, dass ich mich jetzt anstrengen musste, mich auf keinen Fall verschlucken oder husten durfte, denn bereits in der Intensivstation hatte es ähnliche Tests mit mir gegeben. Dort hatte ich diesen furchtbaren Durst und es war mir in Aussicht gestellt worden, dass ich meine sehnlichst gewünschte Cola aus dem Kühlschrank trinken durfte. Auch damals musste ich „probetrinken", bekam aber etwas in den falschen Hals. Meine Schlucke waren ungleichmäßig und endeten in einem Hustenanfall, das Trinken wurde sofort wieder verboten. Entsetzlich!

Jetzt also aufs Neue! „Das klappt ja schon ganz ordentlich!", sagte die Logopädin. Da können wir Ihnen doch ab sofort das normale Trinken und Breikost geben. Künstliche Ernährung brauchen Sie dann nicht mehr. Wir können die Magensonde entfernen."

Kurze Zeit später wurde mir dieses lästige Stück Schlauch, welches durch Nase und Speiseröhre in meinen Magen führte, entfernt.

Der Brei bestand aus geriebenen Äpfeln und schmeckte ausgezeichnet. Obst hatte ich mir doch so gewünscht! Am Abend gab es wieder geriebene Äpfel und am nächsten Morgen ebenso. So war es auch am Mittag und abends dann wieder. Fast eine Woche ging es so. Es war kaum mehr auszuhalten!

Wieder kam die Logopädin: „Na, wie ist es mit dem Schlucken gegangen?“

„Ganz wunderbar, keinerlei Probleme“, sagte ich.

„Dann schauen wir doch einmal, wie es heute klappt“, sagte sie, „ich habe Ihnen ein Spezialbrot mitgebracht.“ Sie streckte mir das Brot entgegen und blickte gespannt.

Ich wollte mein bestes Können zeigen und strengte mich furchtbar an. Endlich Schluss mit diesem elendigen Brei! Ein Stückchen nach dem anderen biss ich ab, ganz kleine Portionen, kaute sorgfältig und schluckte kräftig, langsam und ohne Hast.

Ich schaute sie fragend an.

„Wollen Sie sich einmal an dem normalen Essen versuchen?“ Ihr Blick prüfte mich.

„Sehr gerne!“, sagte ich, so schnell ich konnte und mit aller Überzeugungskraft. Endlich, endlich dachte ich mir, hoffentlich kommen jetzt bloß nicht neue Bedenken und Einschränkungen!

„Dann lasse ich jetzt Ihren Speiseplan auf Vollkost umstellen. Wenn Sie weiterhin so schön vorsichtig essen und sorgfältig kauen, dann dürfte eigentlich nichts schiefgehen!“, sagte sie fröhlich und lachte.

Ich war beeindruckt. Es wäre risikoloser für sie gewesen, ganz langsam und schrittweise vorzugehen. Ich hatte schon von den diversen Koststufen gehört und war davon ausgegangen, dass auch ich erst über langwierige Zwischenschritte wieder zum normalen Essen kommen würde, irgendwann einmal in ferner Zukunft.

Nun aber hatte die Logopädin Mut. Und sie traute mir etwas zu, das war besonders schön.

Ich hatte einen weiteren wichtigen Meilenstein erreicht: wieder normal essen!

Mein Magen war aber in den vielen Wochen vorher derart geschrumpft, dass ich gar keine großen Portionen mehr vertrug. Mehr als eine halbe Semmel brachte ich zum Frühstück nicht herunter. Es sollte noch viele Wochen dauern, bis ich wieder einigermaßen normale Portionen zu mir nehmen konnte.

„Ich bin Schwester Angelina und werde mich heute um Sie kümmern. Werden Sie sich meinen Namen merken können?"

Obwohl ich ein sehr schlechtes Namensgedächtnis hatte, versuchte ich, mir die Namen der Pfleger zu merken, auch ihren.

„Heute ist mein letzter Arbeitstag, dann habe ich drei Wochen Urlaub", sagte sie. „Wenn ich wiederkomme, werden Sie sich nicht an mich erinnern. Sie werden große Fortschritte machen und dann viel weiter sein! Ich fahre in den Urlaub und sehe meine Patienten als Pflegefall im Bett liegen und wenn ich wiederkomme, laufen sie herum!"

Na, endlich mal eine Perspektive, dachte ich mir.

„Wie lange wird es dauern, bis ich wieder gehen kann?", hatte ich schon oft gefragt, aber keiner der Ärzte wollte mir eine Antwort darauf geben. Drei Wochen sagte nun Angelina. Ich würde mich also anstrengen, um ihre Vorhersage nicht zu enttäuschen!

Ich nahm mir fest vor, den Namen dieser Schwester zu behalten. Tatsächlich war es am Ende wohl die einzige Krankenschwester, deren Namen ich nie wieder vergaß.

22
Manches geht schon

„Sie bekommen einen eigenen Rollstuhl“, sagten die Therapeuten gleich ganz am Anfang, „einen Komfortrollstuhl. Darin sitzen Sie bequem und können herumgefahren werden.“

Das klang gut. Bereits in der Intensivstation hatte ich so gerne im Stuhl gesessen und den Wechsel der Perspektive genossen. Jetzt also sollte er fahrbar sein und mir die Chance geben, öfter aus dem Krankenzimmer herauszukommen. Wenn das nichts war!

Der Rollstuhl war ein Ungetüm mit riesiger Rückenlehne und Kopfstütze, gepolsterten Armlehnen, einem abnehmbaren Tisch und ebenfalls abnehmbaren Fußstützen. Das Beste waren die Einstellmöglichkeiten: die Rückenlehne ließ sich nach hinten neigen, ja sogar den Rollstuhl als Ganzes konnte man kippen. Ich fühlte mich wie ein einem dieser Liegesessel im Ruhebereich einer Sauna. Der Komfortrollstuhl war fast genauso bequem, auf alle Fälle bequem genug, um es darin gut einmal auch länger als eine Stunde auszuhalten. Nur gab es einen Nachteil: ich kam damit nicht vorwärts!

Morgens kamen die Physiotherapeuten, halfen mir – besser: transportierten mich, denn ich konnte kaum etwas Eigenes beitragen – vom Bett in den Stuhl, fuhren mich zu den Therapieräumen mit ihren Geräten und Einrichtungen und brachten mich nach einer halben Stunde, wenn wir mit den

Übungen fertig waren, wieder zurück. Ich blieb dann gerne noch eine Weile im Stuhl.

Einmal wollte ich etwas lesen und versuchte mich an der mitgebrachten Zeitung, die mir die Schwester auf meinen Tisch gelegt hatte. Mit einiger Mühe gelang es mir, die richtige Seite aufzublättern und so zu falten, dass ich den gesuchten Artikel richtig vor Augen hatte. Ich hatte Mühe, die Buchstaben zu erkennen und kam kaum über einige Sätze hinaus, vielleicht hatte mein Sehvermögen bei dem Unfall gelitten. Ich blieb einfach noch ein paar Minuten sitzen und freute mich am schönen Blick nach draußen, bis mir auch das zu anstrengend wurde. Ich klingelte nach der Schwester, die mich zurück ins Bett brachte und war froh, meinen Hintern entlasten und den Rücken strecken zu können.

Besuch musste ich ab jetzt nicht mehr im Bett empfangen, wenn es mir gelang, einen Pfleger zu rufen, der Zeit für das Umsetzen vom Bett in den Rollstuhl hatte. Mehr als ein, vielleicht zwei Mal am Tag konnte ich das kaum verlangen und musste warten, bis das Pflegepersonal Zeit hatte, Notfälle gingen schließlich vor. Ich plante daher meinen Tag so, dass ich bereits im Stuhl saß, wenn Kathrin oder Freunde kamen. Das brachte doppelten Gewinn: ich kam sofort hinaus, und der Besuch durfte schieben und hatte etwas Nützliches zu tun.

Meine Welt wuchs und umfasste nun nicht mehr nur das Zimmer, sondern die ganze Rehaklinik. Langsam erlangte ich meine Orientierung wieder und wusste, wie man von meinem Zimmer aus der Station über einen mehrfach gewinkelten Gang an eine verschlossene Tür gelangte, die nur mit einem Zahlencode zu öffnen war, dann mit dem Fahrstuhl eine Etage hinauf und an den Therapieräumen vorbei zu einer begrünten Hochterasse. Häufig dirigierte ich unsere Ausflüge auf diesen Dachgarten oder hinunter in den Patientenpark, wo es einen Karpfenteich gab und jetzt, im Mai, Glyzinien blühten. Am liebsten aber ließ ich mich zur Cafeteria fahren, mit all den vielen Köstlichkeiten, die ich nun neu entdecken konnte. Sie hatte eine besondere Atmosphäre, die diesen Ort von allen anderen in der Klinik unterschied. Kaum hatte man die Tür durchfahren, war man in einer anderen Welt, einer Welt der Kaffeedüfte und bunten Kuchenplatten. Hinter dem Tresen bewegten sich die Angestellten mit eifriger Betriebsamkeit und auch der Gastraum war von lebendiger Aktivität erfüllt. Neben den Patienten sah man gesunde Menschen, also die von „draußen", Besucher, und manchmal Handwerker, die in ihren Overalls hier Pause machten.

In den letzten Monaten hatte ich viel an Gewicht verloren und war jetzt mit 54 kg bei 1,87 m Körpergröße entschieden zu leicht. „Wir geben Ihnen den Auftrag, jede Woche ein Kilo Gewicht zuzunehmen", hatte die Oberärztin bei ihrer ersten Visite gesagt.

Das Frühstück war ganz in Ordnung, es gab Kaffee und Semmeln, die sie hier Weck nannten. Semmeln schmeckten mir schon immer, und Kaffee auch.

Zum Essen kam eine freundliche Schwester, schmierte mir die Semmeln nach Wunsch und reichte die Stücke an, so dass ich nur noch den Mund öffnen musste. Auch der Kaffeebecher wurde mir an den Mund geführt und dann vorsichtig gekippt. Anders ging es ja noch nicht.

Diese Tätigkeit wurde meistens von Schwesternschülerinnen erbracht. Die waren immer sehr freundlich und hatten viel Geduld. Ähnlich ging es mittags und dann wieder abends.

Zu Hause gab es Abendessen um 19:30 Uhr. Hier wurde es um 16:30 Uhr gebracht, viel zu früh für mich. Weil die Speisen am Abend alles andere als berauschend waren und ich kaum etwas herunter bekam, entwickelte ich meine eigene Esskultur: Nachmittags machte ich mit Kathrin oder anderen Besuchern einen kleinen Ausflug, der uns immer auch in die Cafeteria führte, wo wir uns gemütlich hinsetzten zu Kaffee, Kuchen oder Eis. Fast war es schon Therapie!

Für das Abendessen hatte Kathrin immer etwas Besonderes dabei, saure Gürkchen, griechische Vorspeisen, Tomatenmark, Sardellenpaste und bereicherte damit die trostlose Abendkost beträchtlich. Sie richtete zum Ende der Besuchszeit einen wunderbaren Brotzeitteller her, sodass ich später alleine im Bett essen konnte und damit unabhängig vom Zeitplan der Pfleger war.

Die ersten Tage bis zur Ankunft des neuen Rollstuhls fand die Therapie im Bett statt. Die Knie anheben, die Fersen zurückziehen, mit den ausgestreckten Beinen nach rechts und links rutschen, so zeigten es mir die Therapeuten und so sollte ich es selbstständig üben. Es klang so leicht und war so schwer! Nur wenige Zentimeter schaffte ich, mit der Ferse zurück oder dem Bein nach außen.

Es war nicht viel, anstrengend und öde, null Spaßfaktor. Aber immerhin ein Anfang.

Also harte Arbeit. Drei Sätze mit zwölf Wiederholungen. Jetzt musste es wieder her, dieses Radpassfahrtgefühl. Jedes Mal zählte ich leise mit. Anders war es nicht durchzuhalten.

Einmal war es mir gelungen, auch den rechten Arm aus eigener Kraft im Bett zu heben. Das war ein Riesenfortschritt, denn lange schon hatte ich mich vergeblich daran versucht, aber immer nur den linken Arm hochbekommen. Gleich versuchte ich es noch einmal, und noch einmal und noch einmal. Und schließlich schaffte ich auch hier drei Sätze à zwölf Wiederholungen.

Mein Kopf hatte mich aber schon umprogrammiert: weil links eher funktioniert hatte und kräftiger war, hatte er mich zum Linkshänder werden lassen! Es sollte mehrere Wochen dauern, in denen ich meine rechte Hand bewusst zum Einsatz zwingen musste, bis auch sie wieder spontan angesteuert wurde.

Die Therapie hatte vor allem das Ziel, Mobilität und Kraftzuwachs zu verbessern. Bereits am ersten Therapietag lernte ich das Fahrradergometer kennen. Hier hieß es Motomed. Der Therapeut fuhr mich mit meinem Rollstuhl vor das Gerät, steckte meine Füße in die Pedalhalterungen und schnallte sie dort fest. Er begann mit der Stufe null, der zweitkleinsten Stufe. Es hätte eine noch kleinere Stufe gegeben, bei der das Gerät den Patienten aktiv bewegt. Immerhin konnte ich schon selber treten und hielt dies 20 Minuten lang durch, auch wenn es anstrengend war. Schließlich war ich früher zu Hause auf unserem Fahrradergometer schon eine Stunde lang mit 180 Watt gefahren.

Am Ende zeigte das Motomed die mittlere Leistung an: sie war kleiner als ein Watt! Ich war überrascht, dass man ein Fahrradergometer auf eine so niedrige Leistung einstellen konnte!

23
Marathon

Der New York Marathon ist das größte vorstellbare Erlebnis in einer Marathonkarriere, der absolute Höhepunkt. Am Start sind fünfzigtausend Läufer. Bereits der Beginn ist legendär, wenn die Startkanone feuert und das berühmte „New York, New York" von Frank Sinatra die Läufer begleitet, wenn sie die Rampe hinauf zur Verrazano Narrows Brücke laufen, wo sie dann von oben einen fantastischen Blick über das Wasser zu den weit entfernt aufragenden Wolkenkratzern von Manhattan haben.

Im November, dreieinhalb Monate vor meinem Unfall, hatte auch ich mir meinen Marathontraum erfüllt und war in New York gestartet. Einmal selbst bei diesem größten Straßenfest der Welt dabei sein, das wollte ich. Ich kaufte mir eine Hose im Lederhosenstil und trug ein Laufshirt in den deutschen Schwarz-Rot-Goldenen Landesfarben, auf dem mein Name in großen Buchstaben weithin lesbar war.

Nach harten Trainingswochen fühlte sich mein Körper unglaublich gut an und barst vor Energie. New York war mein neunter Marathon, ich war also ein erfahrener Läufer und wusste, dass ich mich beim Start bremsen musste und vorsichtig laufen, um nicht am Ende einen Einbruch zu erleiden. In New York aber waren die Eindrücke so überwältigend, dass ich mich von meiner Euphorie vorwärtstreiben ließ, dadurch die Steigung der Brücke nicht spürte und mich an das von der Ebene gewohnte Tempo hielt. Viel zu schnell erreichte ich den Scheitelpunkt mit einer Höhe von

65 Metern und merkte dann, wie beim Hinunterlaufen alles noch viel leichter wurde. An dieser Stelle erreichte ich das höchste Tempo des gesamten Rennens und flog nach Brooklyn hinein, wo jetzt begeisterte Zuschauer am Straßenrand standen und die Läufer erwarteten. Hier endlich achtete ich auf meine Zwischenzeiten und versuchte, mich nicht weiter fortreißen zu lassen und mein individuelles Tempo zu laufen.

Die gesamte erste Hälfte war der reine Genuss, dann wurde es immer anstrengender und am Schluss, wie immer bei meinen Marathons, doch wieder beinhart. Die letzten Kilometer waren jedes Mal am schlimmsten.

Doch diesmal half es, dass ich in meinem Dress schon von weitem auffiel und die Zuschauer den „Frank" groß und bunt auf der Brust lesen und aussprechen konnten, denn jetzt wurde ich hundertfach angefeuert und erreichte so den Central Park, getragen von der Begeisterung der Massen und meinem eisernen Willen, hier in New York einen anständigen Lauf abzuliefern.

Beim Zieleinlauf erlebte ich dieses überwältigende Glücksgefühl, die Gratulation von allen Seiten, die angenehme Mattheit, wenn Schmerzen und Müdigkeit überwunden sind und schließlich nur noch positive Erinnerung bleibt. Mein Kopf speicherte besonders eindrucksvolle Stellen der Strecke und inszenierte kleine innere Filmvorführungen, die meinen Körper noch über Tage hinweg in Hochstimmung versetzen konnten.

Es waren dieses tolle Körpergefühl in der ersten Hälfte des Laufs und die Glücksgefühle danach, die mich nun schon seit Jahren zum Marathontraining motivierten. Ich hatte mich bereits für das nächste Rennen im September in Berlin angemeldet, dem größten deutschen Citymarathon mit dem weltweit schnellsten Kurs, den meisten Weltrekorden und der globalen Elite am Start.

Die Kluft zwischen Komapatienten und einem Marathonläufer kann größer kaum sein. Ich wusste, dass der körperliche Effekt meines langjährigen Trainings nach neun Wochen Bewegungslosigkeit komplett verloren war. Die antrainierten Muskeln und die damit verbundene Fähigkeit zur Fettverbrennung waren weg. Auch mein Kreislauf war verändert: anstelle eines Ruhepulses von unter 50 hatte ich jetzt 90 und deswegen Betablocker bekommen.

Meine Gelenke fühlten sich an, als hätte sie jemand mit Leim ausgegossen. Die Ärzte erklärten mir, dass sich wegen des langen Komas neben den Muskeln auch die Nerven zurückgebildet hätten und sprachen dabei von einer „Polyneuropathie". Doch damit nicht genug: der gesamte orthopädische Apparat mit seinen Gelenken, Sehnen und Knochen war schwach geworden.

Ich hatte mehrere Jahre Training gebraucht, um meinen Körper für die lange Strecke fit zu machen und innerhalb von neun Wochen alles verloren. Ich hatte 10 Kilo Muskelmasse weniger und streichholzdünne Beine. Fett war auch früher kaum da gewesen.

Jeden Morgen um 9:30 Uhr öffnete sich die Tür und die Physiotherapeuten kamen herein.

„Guten Morgen! Wie geht es Ihnen heute?", sagte Juliane und ging auf mich zu. Sie streckte mir ihre Hand entgegen und forderte mich auf, so fest zu drücken, wie ich konnte.

So bekam die Therapeutin einen Eindruck, ob ich mit meiner Kraft ein bisschen weitergekommen war.

„Wir setzen Sie in ihren Rollstuhl um und wollen heute einmal schauen, wie es mit dem Stehen schon klappt!“, sagte sie.

Ich freute mich und war gespannt. Stehen! Endlich wieder stehen können! Doch wie sollte ich es nur schaffen, je in die Höhe zu kommen, fragte ich mich.

Die Therapeuten waren zu dritt gekommen, brachten mich in den Rollstuhl und schoben diesen zu einer freien Stelle im Zimmer. „Wir fassen Sie jetzt unter ihren Armen und helfen Ihnen in die Höhe“, sagten sie.

Sie stellten sich rechts und links vom Rollstuhl hin und griffen unter meine Arme. Der dritte Therapeut stand hinter dem Rollstuhl und hielt diesen fest.

„Auf los geht's los“, riefen sie und zogen mich hoch.

In meinem Kopf explodierte eine Bombe. Der Puls raste wie verrückt, es musste mehr als 190 sein. Schweiß brach aus allen Poren. Mein Körper sendete ein einziges gigantisches Signal: Sofort aufhören!

„Zurück!“, konnte ich gerade noch herauspressen und wurde, Gottseidank, sofort wieder hinabgelassen.

„Das waren drei Sekunden“, sagte der Therapeut. „Der erste Stehversuch. Immerhin.“

Die Therapiesitzung war zu Ende. Ich musste sofort wieder ins Bett und brauchte die Bettpfanne, damit mein Körper sich entleeren konnte.

Nicht nur Muskeln, Sehnen, Gelenke und Knochen, wurde mir bewusst, auch Kopf, Kreislauf und innere Organe müssen in die Therapie. Und ich fragte mich: Wie lange soll das Ganze nur dauern?

Es sollte lange dauern, viele Wochen und viele Versuche mit immer wieder kleinen Fortschritten. Doch nie wieder würde es so schlimm werden, wie bei diesem erstem Stehversuch.

Bei der nächsten Therapiesitzung schaffte ich bereits mehrere Stehversuche und konnte jeden ein wenig länger halten.

Einige Tage später brachten die Therapeuten ein Gerät zur Unterstützung der Stehversuche. Ich konnte mich mit den Unterarmen aufstützen, mit meinem Hintern anlehnen und mit einem Taster mittels einer motorischen Steuerung meine Knie nach hinten drücken lassen. So konnte ich selbst festlegen, wie schnell es in die Höhe gehen sollte und kleine Pausen machen, wenn mein Kreislauf noch Zeit brauchte.

Nun kam es darauf an, auch einmal längere Zeit in der Höhe zu bleiben. Erst 30 Sekunden, dann eine Minute, dann mehrere Minuten. Am Ende hielt ich es 20 Minuten lang im Stehen aus.

„Jetzt sind wir soweit, die ersten Schritte zu üben“, sagten die Therapeuten. Zunächst machten sie Vorübungen im Therapieraum. Ich musste versuchen, mit immer weniger Hilfe zu stehen. In eine Ecke des Raumes angelehnt, an der Wand angelehnt und schließlich frei, mit einer Hand an der Sprossenwand.

„Am Ende der Woche werden wir die ersten Schritte gehen!“, sagte Herr Knebel, und ich freute mich darauf. Am Freitag wären es drei Wochen Reha und die Vorhersage von Schwester Angelina wäre genau erfüllt, wenn ich bis dahin laufen könnte.

Am Freitag versuchten wir es, zuerst die Vorübungen stehend an der Wand, dann an der Sprossenwand mit einer

Hand, doch heute war es schwer. Die Schritte wollten mir nicht gelingen, ich fühlte mich unsicher und müde.

„Das ist nicht schlimm“, sagte Herr Knebel, „wir gehen jetzt ins Wochenende und kommen am Montag gut erholt wieder zusammen. Dann wird es klappen!“

Am folgenden Montag fühlte ich mich besser.

„Jetzt versuchen wir es noch einmal“, sagten die Therapeuten, griffen rechts und links unter meine Schultern und halfen mir dadurch, die Sprossenwand loszulassen.

Der erste kleine Schritt gelang. Mit all meiner Kraft und Konzentration verlagerte ich mein Gewicht auf den anderen Fuß, ein zweiter Schritt folgte, der nächste, nur weiter und immer weiter! Mit höchster Anstrengung erreichte ich die gegenüberliegende Wand, dort durfte ich mich anlehnen und ausruhen.

“Herzlichen Glückwunsch!“, die Therapeuten strahlten, „die ersten Schritte haben wir geschafft!“

Nun gut, ich würde Schwester Angelina nicht auf dem Flur entgegenlaufen können, doch stolz war ich schon, denn gehen konnte ich jetzt, wenn auch nur kurz.

Beim nächsten Mal brachten die Therapeuten einen Hochrollator mit und zeigten mir, wie ich mich mit den Unterarmen aufstützen und erste Schritte ohne weitere menschliche Hilfe versuchen konnte. Es gelang erstaunlich gut, konnte ich mein Gewicht jetzt doch gleichmäßig auf Arme und Beine verteilen. Bereits beim ersten Mal schaffte ich zehn Meter. Mein erster Weg aus eigener Kraft! Das regelmäßige Training auf dem Fahrradergometer und die Vorübungen in der Therapie hatten wohl schon ein paar Muskeln gebildet.

Am Ende der vierten Woche kam ich mit dem Hochrollator quer durch das gesamte Gebäude und wieder zurück, zusammen mehr als hundert Meter. Inzwischen konnte ich auch schon einige Meter ohne Hochrollator zurücklegen, im Gehbarren. Ich stützte meine Arme auf die waagrechten Holme und hatte dann nur noch wenig Gewicht auf den Beinen. Derart entlastet, konnte ich mich ganz auf die Bewegung konzentrieren und schaffte damit einige Schritte ganz allein. Die Therapeuten standen nur noch zur Sicherung daneben.

Schließlich konnte ich auch im Gang des Gebäudes gehen, wo waagerecht ein Geländer verlief, an dem ich mich mit der einen Hand festhielt. Die andere Hand ergriff der Therapeut und führte mich. So schaffte ich es fast 30 Meter weit.

Bei einer unsere Therapiesitzungen redeten wir über das Laufen. Meine Therapeutin erzählte mir, dass auch sie gerne joggt. Jetzt musste ich ihr von meinen früheren Marathonläufen erzählen und kam ins Schwärmen.

„Im nächsten Jahr laufen wir zusammen den Karlsruher Halbmarathon!“, schlug sie vor.

Ich war begeistert.

„Das machen wir!“, entfuhr es mir.

Dann wurde mir schlagartig bewusst: Sie will mich nur aufmuntern, vielleicht trösten!

Emotional war ich sofort begeistert gewesen, doch mein Verstand holte mich jetzt in die bittere Realität zurück. Ich konnte ja fast gar nichts!

Trotzdem war in diesem Moment etwas Großes geschehen. Ein Funke Hoffnung hatte ein Glimmen in mir entzündet, das nicht mehr verlöschen sollte.

24
Rollstuhlübungen

Als ich das erste Mal in meinem neuen Rollstuhl saß, war ich entsetzt, wie unbequem er war. Meine Position war so aufrecht, dass ich viel Kraft aufwenden musste, um mich überhaupt im Sitzen zu halten. Zum Glück hatte man vorne einen Tisch montiert, auf dem ich meine Unterarme abstützen und dadurch meinen Rumpf entlasten konnte. Dies half jedoch nur kurz, schon bald schmerzte mein Rücken und auch der Hintern meldete sich empört. Er hatte zwar nicht viel Gewicht zu tragen, dies aber ohne natürliche Polsterung, nur mittels Haut und Knochen.

„Dies ist nun ihr eigener Rollstuhl. Sie können damit frei umherfahren“, sagten die Therapeuten. „Am besten bauen wir die Fußstützen gleich ab, damit Sie trainieren können, sich mit den Beinen vorwärts zu ziehen.“

Das war nun wirklich viel leichter gesagt als getan. Mir erschien es bereits unendlich schwer, ein Bein vom Boden überhaupt nur anzuheben. Dann musste ich es nach vorne setzen und anziehen, damit der Rollstuhl ein kleines Stück vorwärts fuhr. Bei den ersten Versuchen gelang es mir mit äußerster Anstrengung gerade einmal, das Zimmer zu durchqueren. Rückwärts war es leichter, denn dann konnte ich mich einfach abstoßen und meine Beine schlurfend nachziehen, ohne sie anheben zu müssen.

Der erste Ausflug aus dem Zimmer hinaus ging also im Rückwärtsgang. Recht schnell schaffte ich es mit dieser Technik, den halben Gang hinabzurollen, bis zum Stationsstützpunkt und auch retour, ebenfalls rückwärts. Nach einiger Zeit entwickelte ich ein recht gutes Geschick darin, im Rückwärtsgang die zahlreichen Hindernisse zu umfahren, Putzwägelchen, Essenstransporter, leere Betten und andere Patienten, die dort in ihrem Rollstuhl saßen. Ich schaute alle paar Sekunden nach hinten, merkte mir die Strecke und fuhr den dazu passenden Slalomkurs.

Am Ende der Station befand sich ein Aufenthaltsraum für Patienten. Er hatte eine breite Fensterfront, durch die man einen schönen Blick über das Klinikgelände, den dahinter beginnenden Wald und die ersten Häuser des Dorfs hatte. An schönen Tagen schien die Sonne durch das meist offene Fenster hinein. Ich fuhr mit meinem Rollstuhl direkt vor das geöffnete Fenster, lehnte mich mit meinem Arm auf die Fensterbank und spürte die warme Sonne und die gute Luft. Ein wunderbarer Pausenplatz!

Um die Mittagszeit wurden gewöhnlich einige Patienten von den Pflegern hereingefahren und bekamen dort ihr Mittagessen. Nach einer Weile kannte ich die Personen und ihre Eigenheiten, den ruhigen Herrn im Rollstuhl aus dem Nachbarflur, der stets alleine saß und die Frau am Tisch mit ihren Bekannten, die häufig da waren und ihr immer zuredeten, doch etwas mehr zu essen, was sie aber nie tat. Ich freute mich über die Abwechslung und blieb ungefähr fünf Minuten, dann startete ich zu einer neuen Runde. Die Besucher nickten freundlich und rückten ihre Stühle zur Seite, damit die Gasse breit genug wurde. Beim Verlassen des Raumes schaute ich auf die Wanduhr und merkte mir die angezeigte Zeit. Inzwischen gelang es mir schon, die ganze Station ohne Pause zu umrunden und versuchte, jedes Mal etwas flotter zu sein als zuvor.

Für die erste so gestoppte Runde brauchte ich knapp 10 Minuten. Damit hatte ich nun eine Richtzeit. Das nächste Mal wollte ich schneller sein und wartete mit dem Start, bis der Minutenzeiger gerade umgesprungen war. Ich kannte bald jedes Detail der Strecke und wusste, dass der Boden am Ende ein klein wenig abschüssig war. Von dort bis zur Tür, mit Linkskurve hindurch und dann wieder rechts zum Fenster, rollte es einfach und schnell. Es lohnte sich, den Endspurt vorher anzusetzen.

Ich übte nun auch das Vorwärtsfahren. Es war viel anstrengender, trainierte aber andere Muskeln im Bein. Schließlich fuhr ich einen Rhythmus mit zwei Runden rückwärts, einer Runde vorwärts, und drei Runden im „klassischen“ Stil. Dazu setzte ich die Fußstützen wieder ein, stellte meine Beine darauf ab und bewegte den Rollstuhl durch das Drehen der Räder mit den Händen.

Am Anfang bewirkte jeder Schub nur eine sehr kleine Vorwärtsbewegung, doch mit vielen solcher Ruckler kam ich schließlich auch über die Stationsrunde. Dabei schaute ich nicht nur auf die Zeit, sondern zählte die Zahl der Anschübe, die ich für eine Runde brauchte, 150 beim ersten Mal. Arme und Oberkörper wurden mit der Zeit immer stärker. Ich merkte, dass es besser war, mich seltener, aber dafür kräftig, abzustoßen und dann einfach rollen zu lassen. So ging es schneller und war weniger anstrengend.

Schließlich schaffte ich die Runde mit 60 Schüben. Die schnellsten Rundenzeiten lagen jetzt unter zwei Minuten.

„Sie haben sehr gute Fortschritte gemacht“, sagte die Stationsärztin bei der Visite. „Vielleicht können wir die Phase B Ihrer Rehabilitation bald abschließen.“

In den nächsten Tagen hatte ich den Eindruck, von den Therapeuten und Pflegern stärker als bisher gefordert zu werden. Zum Frühstücken sollte ich mich auf die Bettkante setzen. Bisher hatte ich das Kopfteil einfach aufgerichtet und konnte mich bequem anlehnen. Bettkante war viel anstrengender!

Ich sollte versuchen, mir die Schuhe selber anzuziehen. Das war schwierig und gelang nur teilweise. Ich konnte mit den Füßen hinein schlupfen, aber nur einen der drei Klettverschlüsse schließen.

Die Therapeuten machten mit mir eine Rollstuhlrunde durch das Haus. Sie wollten wissen, ob ich eine winzige, vielleicht einen Zentimeter hohe, Stufe allein überwinden konnte. Das war kein Problem. Dann sollte ich eine kleine Steigung hinauffahren, auch das gelang. Die Therapeuten waren sehr zufrieden, und auch ich war stolz.

Viereinhalb Wochen in der neurologischen Frührehabilitation Phase B lagen hinter mir – war ich bereit für mehr?

25
Aufstieg

Die Phase C der Rehabilitation wendet sich an Patienten, die ein Mindestmaß an Selbständigkeit erlangt haben und in der Lage sind, aktiv in der Therapie mitzuarbeiten. Viele Kliniken bewerten die Eigenständigkeit ihrer Patienten anhand von zehn ausgewählten „Aktivitäten des täglichen Lebens“ und errechnen daraus den „Barthel Index“. Für knapp die Hälfte der Patienten mündet die Phase B der Neurologischen Frührehabilitation in eine nachfolgende Rehabilitationsmaßnahme, etwa ein Drittel wird in ein Akutkrankenhaus verlegt. Die übrigen werden als Pflegefall entlassen oder sterben zuvor.

Ich hatte früh schon schwerstbehinderte Mitpatienten gesehen und mich gefragt, was wohl aus ihnen werden würde. Und aus mir? Meine eigene Prognose?

„Es kommt ganz auf den individuellen Fall an.“

Wann wird man es wissen?

„Wir können es nicht sagen.“

– stets ausweichende Antworten.

Ich setzte alles daran, den Aufstieg zu schaffen. Noch immer brauchte ich Hilfe beim An- und Auskleiden und Essen. Treppensteigen und Baden konnte ich gar nicht, ebenso Toilettengänge, dafür null Punkte. Mein rechtzeitiges Rufen nach Bettpfanne und Urinflasche sowie meine Rollstuhlfertigkeiten und die ersten Schritte zu Fuß hatten mich aber die magische Grenze von 35 Barthel-Punkten überschreiten lassen: ich war bereit für Phase C und wurde in eine andere Klinik verlegt.

Aus meiner Perspektive war die Phase C der vorhergehenden Phase B zunächst sehr ähnlich. Ich bekam wieder ein Zweibettzimmer und war jetzt zusammen mit Herrn Beyer. Der saß im Rollstuhl und sagte zur Begrüßung nichts. Ein bisschen grantig war er wohl. Doch später erfuhr ich, dass Herr Beyer eine Tumoroperation hinter sich hatte und nicht sprechen konnte. Zudem war eine Seite gelähmt. Er verstand aber viel. Er konnte mit seinem gesunden Arm die Jalousie hochdrehen und mir den Stuhl vorm Motomed zur Seite schieben. Das schaffte ich noch nicht. Herr Beyer war ein netter Kerl.

Der Stationsarzt machte bereits am ersten Tag die Eingangsuntersuchung. Ich bekam einen Therapieplan und hatte jeden Tag Ergo- und Physiotherapie, wie bisher auch schon. Im Plan fand ich Gruppenübungen mit den Themen Neurophysiologie und Feinmotorik, das war neu. Außerdem gab es an jedem Tag die immer gleichen Einträge Sandbox, Motomed, Vitalwerte und eine Liste der drei Mahlzeiten mit Uhrzeit. Dazu kamen die wöchentliche Visite, gelegentliche Untersuchungen und Vorträge und anfangs Termine beim Logopäden oder Psychologen.

Das Motomed kannte ich ja schon und machte eisern weiter: jeden Tag zweimal 20 Minuten. Inzwischen konnte ich das alleine, ohne Hilfe beim Anfahren und Festschnallen der Füße.

Zur Sandbox fuhr ich mit dem Rollstuhl, langte mit meinen Händen in den Sand und knetete mit den Fingern. Das war entsetzlich langweilig und überhaupt nur durchzuhalten, indem ich einen Rhythmus entwickelte, also einmal mehr das Unangenehme durch Strukturierung erträglicher machte. Zehnmal abwechselnd in den Sand greifen und dabei die Sandkörner durch die Finger pressen, dann einmal die rechte mit der linken Hand massieren und dann alles zehnmal wiederholen. Und dann umgekehrt. Das Ganze musste ich fünf Mal wiederholen, dann waren die 20 Minuten Gottseidank geschafft! „Dadurch verbessert sich die Beweglichkeit der Finger“, hatte der Stationsarzt gesagt. Schaden kann es wohl nicht, dachte ich mir. Eine Verbesserung allerdings spürte ich nicht.

Die Neurologiegruppe stand an. Wir waren zu viert, ein Therapeut und drei Patienten. Ich war der einzige Rollstuhlfahrer. Jeder sollte sich kurz vorstellen, dann sollte der Nachbar wiederholen, was er sich vom Nebenmann gemerkt hatte. Ich hatte kein Problem damit und lernte, dass die beiden anderen Schlaganfälle erlitten hatten. Offensichtlich ging es in dieser Gruppe darum, die mentalen Fähigkeiten zu trainieren.

„Wir spielen jetzt Koffer packen“, sagte der Therapeut, „ich fange an und nehme meine Sonnenbrille mit. Jetzt geht es reihum und jeder sagt, was bereits im Koffer ist, und packt noch eine Sache dazu.“

„Also drin ist die Sonnenbrille – und ich packe die Luftmatratze dazu“, sagte Berta.

„Sonnenbrille und Luftmatratze – und von mir kommt die Uhr dazu“, sagte Franz.

Nun kam ich: „Sonnenbrille, Luftmatratze, Uhr – und von mir ein Fahrrad“.

Nachdem die erste Runde gut geschafft war, schlossen sich gleich weitere an und füllten den Inhalt des Koffers mit mehr und mehr originellen Utensilien.

Zuerst wurde es für Franz schwierig, sich an die vielen eingepackten Dinge zu erinnern, und bald auch für Berta. Der Therapeut sprang nach Bedarf ein und half, so dass es weitergehen konnte, Runde um Runde. Ich hatte kein Problem. Schon immer konnte ich mir solche Sachen ganz gut merken und hatte offensichtlich diese Fähigkeit beim Unfall nicht verloren.

In der achten Runde begann der Therapeut zu schwächeln, doch ich war noch gut dabei und konnte jetzt allen anderen hilfreiche Hinweise geben. Bald darauf wurde das Spiel abgebrochen.

„Was hat mir diese Gruppe nun gebracht?“, fragte ich mich, fand aber bald die Antwort.

„Wir sprechen uns alle mit Vornamen an und ich schlage vor, dass wir uns jedes Mal mit Namen begrüßen, wenn wir uns treffen“, hatte der Therapeut ganz am Anfang gesagt.

So machte ich es fortan und freute mich, dass auch Berta, Franz und der Therapeut mich mit Namen begrüßten, wann immer wir uns begegneten. Ich war überrascht, wie positiv dieses Erkennen und diese Begrüßung wirkten. Es fühlte sich an, als ob ich gute Freunde treffen würde.

Damit hatte auch mir diese Therapie etwas Gutes gebracht.

26
Das Handkonsil

Ein großes Problem waren meine Hände. Sie fühlten sich an, als wären sie mit zähem Harz gefüllt worden. Oder in Beton eingegossen. Noch in der Intensivstation hatte man begonnen, die Finger jeden Tag 20 Minuten lang durchzukneten, eine ziemlich schmerzhafte Prozedur. Ich hatte nach einer Schmerzmittelinfusion verlangt, weil ich überzeugt war, dass die Therapeuten dann noch kräftiger zulangen könnten und schneller einen Fortschritt erzielen würden. Dennoch spürte ich keine Verbesserung, nur Finger im Beton, gefüllt mit zähem Harz.

In der Reha schauten sich die Therapeuten meine Hände an, nachdem ich gleich am Anfang gesagt hatte, dass ich kaum etwas bewegen könne. Sie bewegten, dehnten, nahmen Maß und schrieben sich für jeden der Finger Zahlen auf. Dann runzelten sie die Stirn. „Da haben wir aber ordentlich viel zu tun!“, sagten sie. Sie waren viel vorsichtiger als die Therapeuten in der Intensivstation. „Wir sind nicht sicher, wie weit wir gehen dürfen“, sagten sie. Zwei Finger waren steif und die linke Hand ließ sich überhaupt nicht rotieren. „Möglicherweise liegt es an den implantierten Platten. Da müssen wir vorsichtig sein!“, sagten sie. „Wir können das nicht selber entscheiden und werden ein orthopädisches Konsil beantragen.“

Ein orthopädisches Konsil, das beeindruckte mich! Ich stellte mir vor, wie sich die ausgewiesenen Experten der Orthopädie regelmäßig trafen und ihre Fälle, Probleme und

Lösungsideen diskutierten. Mein Fall würde also beim nächsten Treffen auf der Agenda stehen. Ich war gespannt.

Die Handtherapie wurde einstweilen eingestellt. „Was ist bei dem Konsil herausgekommen?“, fragte ich nach einer Woche. „Es hat noch nicht stattgefunden“, war die Antwort. „Wann wird es sein?“, fragte ich. „In dieser Woche“, hieß es. Also gut. Ich wartete, während eine weitere Woche lang nichts an den Händen passierte.

Ich machte nun selber Dehn- und Streckübungen mit den Fingern, hatte dabei den Eindruck, dass es vielleicht kleine Fortschritte gäbe.

Als die nächste Woche vorüber war, fragte ich wieder nach dem Ergebnis des Konsils. „Es wurde verschoben“, hieß es.

So ein Konsil muss doch eine außerordentlich komplizierte Angelegenheit sein. Nun denn, es war offensichtlich schwierig, die Runde der Orthopädieexperten zusammenzubringen.

Bei jeder der wöchentlichen Visiten fragte ich nun nach dem aktuellen Stand des Konsils. Es fand nicht statt. Nach viereinhalb Wochen wurde ich verlegt, ohne dass ein Konsil stattgefunden hätte. Keinerlei Ergebnis, keine nennenswerte Handtherapie.

Erst Wochen später erfuhr ich Näheres. Das orthopädische Konsil ist keine Versammlung von Experten, sondern eine fachärztliche Beratung. Es war lediglich geplant gewesen, einen Arzt mit Schwerpunkt Orthopädie hinzuzuziehen. Ein Orthopäde war in der Rehaklinik durchaus vorhanden. Man hatte es schlichtweg nicht hinbekommen, dass dieser Arzt sich mit meiner Fragestellung befasste!

In der nächsten Rehaklinik wurde wieder ein orthopädisches Konsil beantragt. Zuerst entschied der Stationsarzt bei der Visite, ein Konsil zu beantragen. Dann setzte mir die Verwaltung einen Termin, immerhin. Ich fuhr mit meinem Rollstuhl quer durch das Gebäude und wartete eine Dreiviertelstunde vor dem Sprechzimmer, dessen Tür sich aber nicht öffnete. Dann fuhr ich ins Sekretariat und lernte dort, dass ein Termin gar nicht bekannt sei. Also machte ich einen neuen Termin aus.

Eine Woche später war es dann soweit.

„Was ist mit Ihren Händen passiert, was wurde gemacht, gibt es Röntgenaufnahmen“, fragte der Orthopäde.

Ich erzählte von den Trümmerbrüchen an den Unterarmen, den gebrochenen Fingern und den eingesetzten Platten und Verschraubungen. Davon hatte ich in den Arztberichten gelesen und Röntgenbilder dazu gesehen.

Ich war überrascht, dass diese Befunde hier nicht bekannt waren, schließlich hatte meine Krankenakte mich doch in die Rehaklinik begleitet.

„Ich kann Ihnen die Röntgenbilder per E-Mail schicken“, sagte ich, und notierte mir die E-Mail Adresse des Sekretariats.

„Wenn wir die Bilder haben, machen wir einen neuen Termin zur Durchsprache“, sagte der Orthopäde zum Abschied.

Ich verschickte die Bilder noch am selben Tag und wartete auf den neuen Termin. Als mehrere Tage lang nichts geschah, rief ich im Sekretariat an und fragte nach. Die Bilder waren dort angekommen, aber im Sekretariat nicht weitergeleitet worden. Darum bat ich jetzt und bekam einen neuen Termin.

Nach einer Woche war es dann soweit. Wieder war ich im Sprechzimmer des Orthopäden. Der Orthopäde ging an seinen PC und machte einige Klicks. „Die Bilder sind in einem Format, das ich nicht öffnen kann“, sagte er. Nun war ich wirklich verärgert. Das hätte man mir auch früher sagen können!

„Ich kann Ihnen die Bilder in einem allgemein üblichen lesbaren Format schicken. Zum Beispiel im .jpg Format“, schlug ich vor. Der Orthopäde nickte. Jeder Vorschlag war ihm recht, wenn er nur selbst bei der Durchführung keine Aufgabe übernehmen musste.

Ich wandte mich an einen befreundeten Radiologen, der mir die Bilder im richtigen Format erstellte, schickte sie per E-Mail ins Sekretariat und bekam einen neuen Termin, zu dem ich mich erneut im Sprechzimmer des Orthopäden einfand.

„Die Bilder sind ja schon über zwei Monate alt!“, sagte der Orthopäde, „damit nutzen sie mir nichts mehr. Ich brauche neue!“

Ich bekam einen Termin zum Röntgen.

Dieser sollte jedoch nicht mehr stattfinden, denn kurz vorher sollte ich in eine andere Klinik verlegt werden.

Dritter Teil

Komplikationen

27
Was ist los?

Schon seit Wochen waren die Blutwerte auffällig: der CRP-Wert war hoch, viel zu hoch! Auch andere Werte waren nicht in ihrem Normbereich, aber das ließe sich durch den starken Blutverlust, die Operationen und Medikamente irgendwie erklären, nicht aber dieser CRP-Wert, der auf eine bisher unerkannte Entzündung deutete.

Abgesehen von den orthopädischen Unfallfolgen hatte ich keine Beschwerden, jedenfalls spürte ich keine Krankheitssymptome, die mit einer Entzündung hätten zusammenhängen können.

Mein Stationsarzt in der Rehaklinik rätselte herum und beobachtete den Verlauf, fand aber keine Therapie und hoffte vielleicht, dass sich die Angelegenheit von alleine erledigen würde, bis er schließlich anders entschied: „Wir beantragen für Sie einen Termin bei unserer Internistin“, sagte er bei der nächsten Visite, „vielleicht kann sie herausfinden, was Ihnen fehlt“.

Die Internistin war sehr nett, stellte viele Fragen und horchte die Lunge ab, fand aber nichts Auffälliges. „Wir machen eine Ultraschalluntersuchung von Ihren inneren Organen“, sagte sie, „vielleicht finden wir damit einen Hinweis.“ Sie half mir dabei, auf der Liege in die richtige Seitenlage zu gelangen und begann mit der Untersuchung, indem sie den Ultraschallkopf zunächst mit einem Kontrastgel bestrich und dann mit leichtem Druck über den Unterleib fuhr. Ich konnte die Bilder auf einem Monitor selber mit ansehen und hörte zu, wie die Internistin die Bilder identifizierte: hier das Herz, da die eine Niere, dort die andere Niere, die Leber. Keine Auffälligkeiten. „Hier“, dann plötzlich, „was ist denn das? Das kann doch nicht die Milz sein? Die ist ja viel zu groß!“, entfuhr es ihr, „doppelt so groß wie normal!“

Jetzt fiel mir wieder ein, im Arztbericht der Intensivstation einen Hinweis auf meine Milz gelesen zu haben. Dort war die Rede von einem Erguss als Folge des Aufpralls beim Unfall. Vage erinnerte ich mich, dass damals beschlossen wurde, den Erguss nicht operativ zu entfernen, sondern an seiner Stelle zu belassen.

„Die Milz enthält viel Blut, wie ein Schwamm“, sagte die Internistin, „wenn sie verletzt wird, kann es zu einer starken inneren Blutung kommen und sehr schnell lebensbedrohlich werden!“

Ich war besorgt, aber nicht zu sehr. Schließlich war mein Milzerguss ja seit etlichen Wochen bekannt und in den Unterlagen erwähnt. Sicherlich hatte man aus gutem Grund entschieden, nicht einzugreifen.

Ich fuhr zurück in mein Zimmer und legte mich aufs Bett, um die Zeit bis zum Abendessen zu überbrücken. Herr Beyer war nicht da. Ich war überrascht, dachte mir aber nichts Besonderes. Vielleicht hatte er einen Termin an anderer Stelle und war irgendwo im Haus unterwegs.

Um kurz vor fünf klopfte es, ein Pfleger kam herein. Er trug einen grünen Schutzanzug, der seinen Körper komplett verhüllte und verbarg das Gesicht hinter einer Atemmaske, so dass ich ihn zunächst gar nicht erkannt hatte.

„Wir müssen Ihnen das Abendessen aufs Zimmer bringen,“, sagte er „Vorschrift! Sie dürfen wegen der Ansteckungsgefahr nicht mehr in den Speisesaal.“

„Wieso Ansteckungsgefahr?" Ich war völlig überrascht.

„Ihre hohen Entzündungswerte!"

„Und wie soll es weitergehen?"

„Sie werden morgen verlegt. So lange dürfen Sie das Zimmer nicht mehr verlassen."

Nun war ich wirklich beunruhigt. Stand es so schlimm? Hatte ich eine böse ansteckende Krankheit? Wohin sollte ich verlegt werden? Was würde mich dort erwarten? Viele Fragen, keine Antwort. Ein Tsunami von Ängsten überschwemmte mich, verschlang die zarten Ansätze eines in der Reha gewachsen Heimatgefühls und hinterließ in meinem aufgewühlten Inneren nur Unsicherheit und Leere.

Pfleger betraten mein Zimmer von nun an nur noch in Schutzkleidung. Auch das Frühstück am nächsten Morgen bekam ich auf meinem Zimmer. Inzwischen hatte der Stationsarzt kurz vorbeigeschaut und erklärt, dass man mich in eine andere Klinik mit besseren Diagnosemöglichkeiten verlegen würde. „Sie kennen diese Klinik", sagte er, „sie waren schon einmal dort, während der ersten Rehaphase."

So schlimm also. Zurück dorthin, wo ich war, als ich noch gar nichts konnte. Ich redete mir ein, dass es ja nur um eine bessere Diagnostik ginge, keineswegs um eine Rückstufung. Doch meine Unruhe blieb. Was würde man finden? Wie würde man behandeln? Wo? Wie lange? Ich blieb mit meinen Sorgen allein.

Ein Pfleger half, einige wichtige Sachen zusammenzupacken und gab mir einen Briefumschlag mit, alles andere blieb im Zimmer. Dann wurde ich mit dem Rollstuhl nach unten gefahren, wo bereits der Rollitransporter wartete.

Ich erkannte die Klinik sofort, schließlich war ich vor vier Wochen noch hier gewesen. Ich fühlte mich niedergeschlagen dabei, spürte den Rückschritt.

Ich kam in die zentrale Notaufnahme und wurde in einen langen Gang mit vielen Schiebetüren gefahren, von denen sich schließlich eine für mich öffnete. Dort half man mir auf eine Liege und bat um etwas Geduld.

Ich war nur spärlich gekleidet, denn draußen hatte es an diesem Tag schon morgens fast 30 Grad gehabt. Der Raum aber war klimatisiert und kühl. Es dauerte nicht lange, bis ich erbärmlich fror und inständig hoffte, es würde jemand geben, den ich nach einer Decke fragen konnte. Als nach einer Weile ein Pfleger erschien, war er überrascht. Er war offensichtlich auf derartige Wünsche nicht eingerichtet, aber hilfsbereit und kam schließlich mit einem Zellstofftuch zurück. Immerhin, jetzt konnte ich mich zudecken.

Weiß bekittelte Menschen gingen ein und aus. Manche maßen Blutdruck und Puls, andere stachen in den Arm, legten eine Kanüle und füllten Röhrchen mit Blut. Ich rätselte, ob es Pfleger oder Ärzte waren. Die meiste Zeit aber passierte nichts.

„Sie sollen noch zum Röntgen", sagte irgendwann ein Mann und verschwand wieder. Lange Zeit passierte nichts. Endlich wurde ich in den Röntgenraum gefahren, wo die Aufnahmen entstanden. Dann brachte man mich wieder hinaus.

Erneut musste ich lange warten, bis schließlich eine Frau zu mir kam und sich als Ärztin vorstellte. „Wir haben keine Auffälligkeiten feststellen können", sagte sie. „Sie bleiben über Nacht bei uns. Morgen sehen wir weiter".

Ich war 6 Stunden in der Notaufnahme gewesen. Fast die gesamte Zeit hatte ich in dem kalten Raum auf einer harten Liege verbracht. Ich hatte es geschafft, mich selber auf die Seite zu drehen, als meine Rückenschmerzen unerträglich wurden. Mit jedem Menschen in meiner Nähe hatte ich Kontakt aufgenommen und versucht, meine innere Unruhe wegzureden. Jetzt war ich wieder allein. Gleich würde jemand kommen und mich in ein unbekanntes Zimmer fahren. Zu einem unbekannten Mitpatienten. Für eine unbekannte Zeit.

Der Abend, die Nacht und auch der nächste Morgen verliefen zunächst ereignislos. Kurz vor Mittag wurde ich zu einer weiteren Untersuchung gefahren, wieder Ultraschall. Auch hier erkannte der Arzt die ungewöhnliche Form der Milz.

„Wir haben als einzige Auffälligkeit bei Ihnen die Milz entdeckt", sagte der Arzt. „Wir vermuten, dass sich der Erguss entzündet hat. Eine Operation ist nicht ungefährlich, denn wenn die Milz dabei verletzt wird, kann es passieren, dass man sie sofort ganz entfernen muss. Wir sind für derartige Operationen nicht gut genug ausgerüstet. Wir werden prüfen, ob wir Sie nicht besser verlegen."

Das war keine gute Nachricht. Ich hatte mich inzwischen damit abgefunden, ein paar Tage hierzubleiben in dieser Klinik, die ich ja schon kannte und hoffte, danach möglichst schnell wieder zurückzukommen, um die unterbrochene Reha fortzusetzen.

Ich wurde auf mein Zimmer gebracht, bekam das Mittagessen und wartete. Am frühen Nachmittag öffnete sich die

Tür und die Stationsärztin kam herein. „Sie werden verlegt!“, sagte sie, „das Städtische Klinikum wird Sie aufnehmen.“

Das Städtische Klinikum, noch mehr Rückschritt! Erst von Rehaphase C zurück zur Rehaklinik der Phase B und jetzt wieder in das Städtische Klinikum. Dorthin, wo ich die ersten neun Wochen nach dem Unfall gewesen war.

Gegen 14:00 Uhr kam das Fahrzeug um mich abzuholen. Diesmal war es kein Kranken- oder Rollitransporter wie bisher immer, sondern eine ganz normale Limousine. Auf dem Rollstuhl sitzend kam ich da jedenfalls nicht hinein! Wieder einmal hat hier keiner mitgedacht, war mein erster Reflex, doch dann sagte ich mir, warum nicht? Lasst uns doch einfach schauen, ob es klappt und wie weit wir kommen.

Ich sagte dem Fahrer genau, wohin er den Rollstuhl schieben sollte. So, wie er relativ zu meinem Bett immer gestanden hatte, nur dass es diesmal kein Bett gab, sondern stattdessen den Autositz. Der Fahrer öffnete die Tür und schob den Rollstuhl schräg vor die Öffnung, so dass ich noch aussteigen und mich drehen konnte. Er war sehr freundlich und half mir aus dem Sitz hoch in den Stand, wo ich mich gut an der Autotür abstützen konnte. Ich drehte mich, fasste mit der linken Hand auf das Armaturenbrett und stützte mich mit der rechten Hand an der Lehne des Autositzes ab. Jetzt trugen meine Arme das meiste Körpergewicht, so dass ich mich langsam zum Sitz herunterlassen konnte, wo ich schließlich mit einem kleinen Plumps landete. Das war geschafft!

„Was machen wir mit dem Rollstuhl?“, fragte der Fahrer.

„Wir nehmen ihn mit! Er ist zerlegbar“, sagte ich.

Was soll ich im Krankenhaus ohne Rollstuhl, fragte ich mich. Lieber mitnehmen, irgendwie wird er schon seinen Weg zurück in die Reha finden.

Der Fahrer wusste, wie sich der Rollstuhl zusammenklappen ließ und verstaute ihn im Kofferraum. Ich fand heraus, wie ich den Autositz elektrisch verstellen und in eine gute Position bringen konnte. Jetzt war es viel bequemer als im Rollstuhl!

Erstmals seit meinem Unfall saß ich wieder vorne in einem Auto. Ich sah die Rehaklinik von außen, die Straße, die anderen Fahrzeuge, die Häuser und beobachtete mit gespannter Aufmerksamkeit diese Welt des normalen Lebens, die ganz anders und viel schöner war als meine Welt der Kliniken und Krankenzimmer. Toll, dass es diesen Zufall mit der Limousine gab. Die Fahrt war so etwas wie ein kleiner Ausflug, eine willkommene Abwechslung, und ich saß bequem!

Ich hatte hoffte, dass ich diesmal direkt an die richtige Stelle im Städtischen Klinikum gebracht werden würde. Schließlich war klar, um was es bei mir ging, nämlich die Milz. Das hatte der überweisende Arzt sicherlich weitergegeben. Und schließlich waren alle Unterlagen und Daten aus meiner noch gar nicht so lange zurückliegenden Zeit in der Intensivstation hier gespeichert. Selten dürfte es Patienten geben, von denen man so viel weiß wie von mir.

Nach etwa einer Stunde erreichten wir das Klinikgelände. Der Fahrer verschwand in einem der Gebäude und kam schnell wieder.

„Wir müssen zur zentralen Notaufnahme!“

Nun also doch. Trotz aller Hoffnung hatte ich es befürchtet. Mir war klar, dass jetzt die endlose Warterei erneut beginnen würde. Meine gestrigen Erfahrungen lagen mir noch schwer im Magen. Wie lange würde es heute dauern?

Clara war für einige Tage aus England zu Besuch gekommen und hatte mich völlig überraschend zwei Tage zuvor in der Reha besucht. Da war die Welt noch in Ordnung.

Wir hatten an diesem wunderbaren lauen Sommerabend einen kleinen Ausflug gemacht und waren mit dem Rollstuhl zu einem nahegelegenen Gartenrestaurant gefahren. Die Bedienung war freundlich und das Essen gut. Zum ersten Mal seit meinem Unfall hatte ich mir ein Bier gegönnt und es bestens vertragen.

„Ich besuche dich bald wieder“, hatte Clara beim Abschied noch gesagt, doch dann kamen völlig überraschend die erste Verlegung und nun die zweite. Ein Besuch hier in der Notaufnahme wäre völlig sinnlos gewesen. So bitter und enttäuschend es auch war, ich hatte zunächst einmal abgesagt: „Ich melde mich, sobald die Situation in der Notaufnahme klar ist und ich weiß, wann ich auf meinem Krankenzimmer bin.“

Seit zwei Stunden saß ich nun in der Notaufnahme in einem langen Kellergang ohne Fenster mit künstlicher Neonbeleuchtung und wartete. Links an der Wand standen Bänke mit ebenfalls wartenden Menschen. Einigen hatten Verletzungen und trugen einen Verband am Arm oder eine Augenklappe, während andere offensichtlich nur warteten, vielleicht waren es Angehörige. Rechts entlang des Gangs führten nummerierte Türen zu den Untersuchungs- und Behandlungszimmern. Sie öffneten sich nur selten, gaben Patienten wieder frei und ließen manchmal einen Wartenden hinein. Vor mir wartete ein Patient mit Rastalocken in einem Rollstuhl, daneben eine Familie auf einer Bank, der Mann im Trainingsanzug, die Hand verbunden, die Kinder unruhig. Sie alle waren bei meiner Ankunft bereits dagewesen.

Am Anfang war es noch recht schnell gegangen. Der Fahrer hatte meine Begleitpapiere im Büro der Notaufnahme abgegeben und den Verwaltungs- und Aufnahmeprozess angestoßen. Ich bekam einen Rollstuhl von der Klinik und verabschiedete mich vom Fahrer, der den Reharollstuhl wieder mitnahm.

„Sie müssen einen Moment warten und werden dann in einen der Untersuchungsräume geführt", hatte man mir gesagt. Das war vor etwa zwei Stunden.

Seitdem hatte sich nichts mehr bewegt. Wenn man eines im Krankenhaus lernt, dann ist es Geduld, hatte ich gehört und merkte wieder einmal, wie sehr es stimmte.

Es dauerte noch eine weitere Stunde, bis endlich eine Schwester kam und sagte „Jetzt haben wir einen Untersuchungsraum für Sie! Ich fahre Sie zur Nummer Vier." Sie schoben mich durch eine der Türöffnungen, hinter der sich eine Liege und einige medizinische Gegenstände befanden.

„Schaffen Sie es, vom Rollstuhl auf die Liege zu kommen?", fragte sie. „Wenn Sie mir etwas helfen, sollte es klappen", sagte ich und war froh, endlich aus dem Rollstuhl herauszukommen. Mit den Stunden war es immer unbequemer geworden, mein Hintern und der Rücken schmerzten. Endlich wieder Liegen, mein Rücken war dankbar!

Die Schwester maß Blutdruck und Puls und verschwand wieder. Wieder brauchte ich viel Geduld, bis sich endlich die Tür erneut öffnete und eine junge Frau hereinkam. „Ich bin die Ärztin", sagte sie. „Es tut mir leid, dass Sie so lange warten mussten! Heute ist hier wirklich ungeheuer viel los. Ich werde Ihnen eine Kanüle legen und Blut entnehmen".

Damit hatte ich gerechnet. Die noch gestern in der Reha gelegte Kanüle war erst vor vier Stunden wieder entfernt worden, vor meiner Abfahrt. Kanüle rein, Kanüle raus, Kanüle rein … Es musste wohl so sein.

„Sie haben auffällig hohe Entzündungswerte und viel zu wenige rote Blutkörperchen", sagte die Ärztin. „Ich würde Ihnen gerne eine Bluttransfusion geben."

Sie war sehr freundlich und erklärte, warum es sinnvoll ist und wo die Risiken liegen. Sie fragte auch, ob ich vorher schon einmal Bluttransfusionen bekommen und wie ich es vertragen habe. Ich erinnerte mich, dass ich in der Intensivstation schon Bluttransfusionen bekommen hatte, ohne Probleme. Wenn es nützlich ist, warum also nicht?

Die Ärztin fragte noch weitere Dinge und sagte schließlich: „Wir können Sie jetzt auf die Station bringen lassen." Sie verabschiedete sich freundlich und eilte hinaus zum nächsten Patienten.

Eine Schwester kam herein und half mir von der Liege in den Rollstuhl zurück und schob mich wieder in den Gang. „Wir haben den Transportdienst schon benachrichtigt! Der wird gleich kommen und Sie zur Station fahren."

Es dauerte vielleicht eine Viertelstunde, bis ein freundlicher junger Mann kam, nach meinem Namen fragte und endlich mit mir losfuhr. Den Gang hinunter, wo weiterhin Patienten und Begleiter auf Bänken darauf warteten, dass sie endlich an die Reihe kämen, dann einen weiteren Gang entlang und wieder um die Ecke, bis wir schließlich die Fahrstühle erreichten und hinauffuhren zur Station, wo ich bereits angemeldet war. Eine Schwester übernahm und fuhr mich in ein Zimmer, wo das erste Bett bereits belegt, das mittlere aber frei und auch das dritte direkt am Fenster gelegene unbenutzt war.

„Hier ist Ihre neue Bleibe“, sagte die Schwester und fuhr mich zum Bett am Fenster.

Wenigstens das, ein Fensterplatz!

Das Fenster erstreckte sich über die ganze Breite des Raumes und eröffnete einen schönen Blick über das Klinikgelände mit einer kleinen Wiese, einigen Bäumen und weiteren Gebäuden, die offensichtlich zur Klinik gehörten. Vor dem Fenster war eine breite Fensterbank mit genügend Platz zum Abstellen von persönlichen Dingen.

Ich begrüßte meinen Zimmernachbarn und wir stellten uns kurz vor. Er war ein netter und ruhiger älterer Herr, mit dem ich sicher gut auskommen würde. Meine Stimmung hellte sich auf.

„Wissen Sie, wie lange man hier Besuch empfangen darf?“, fragte ich. Inzwischen war es sieben Uhr abends geworden.

„Ach, das ist ganz unproblematisch hier“, antwortete er. „Von mir aus kann ruhig jemand noch bis acht, halb neun kommen. Ich schlafe sowieso erst später.“

Vielleicht hatte ich doch noch Glück. Ich wählte die Nummer von Clara.

“Hallo Papa“, meldete sie sich, „bist du endlich fertig?“

„Ewig hat es gedauert“, stöhnte ich, „aber endlich bin ich in meinem Zimmer. Magst du jetzt noch kommen?“

Clara hatte auf mich gewartet und sogar gefragt, ob sie noch etwas mitbringen solle. „Am liebsten einen Döner!“, hatte ich mir gewünscht, da hatte ich richtig Lust drauf!

Eine gute halbe Stunde später klopfte es an der Tür und Clara kam herein. „Hier also bist du jetzt“, lachte sie, „du hast ja einen tollen Blick. Ich habe dir den Döner mitgebracht. Draußen am Ende des Gangs gibt es einen Raum mit einem Tisch. Dort könnte ich dich hinfahren und wir wären ungestört!“, schlug sie vor.

Da waren wir nun, ich ließ es mir schmecken und Clara erzählte von ihren Erlebnissen in England. Langsam wurde es dämmrig, die untergehende Sonne tauchte das Klinikgelände in ein freundliches warmes Licht. Vergessen waren die Frustration, der Ärger, die Sorgen. Eine ganze Weile saßen wir zusammen, bis Clara mich schließlich zurück ins Zimmer fuhr und sich verabschiedete. Jetzt war ich ganz ruhig und innerlich zufrieden.

Nun war es doch noch ein guter Tag geworden!

28
Milz

Noch am ersten Abend bekam ich zwei Blutkonserven und Antibiotika. Clara war weg und im TV lief die Fußball Europameisterschaft. Weit nach Mitternacht waren die Infusionen durch und mein Nachbar schon lange eingeschlafen. Der Schlauch konnte weg und ich endlich auf der Seite liegen. Nachtruhe. Die folgende Woche bekam ich jeden Tag Antibiotikainfusionen, doch meine Blutwerte verbesserten sich nicht.

Inzwischen hatten wir den 30. Juni. Die Ärzte rieten zu einer Operation, bei der man zunächst durch ein kleines Loch ein Endoskop mit einer Miniaturkamera in den Bauchraum einführen würde, um sich ein Bild von der Milz und der mutmaßlich entzündeten Umgebung zu machen. Vielleicht gelänge es dann, durch ein weiteres kleines Loch ein chirurgisches Werkzeug einzuführen und das kranke Gewebe zu entfernen.

Ich wurde ausführlich über die Risiken informiert. Es gab nichts grundsätzlich Neues dabei, wusste ich doch bereits von den vorherigen Arztgesprächen, dass eine Verletzung der Milz während der Operation zu einer starken Blutung führen würde, die nur durch die Entfernung der gesamten Milz würde gestoppt werden können. Man erklärte, dass die Milz kein wirklich lebensnotwendiges Organ sei und ich durchaus auch ohne sie gut weiterleben könne. Nur bei der Organisation der körpereigenen Abwehr spiele sie eine wichtige Rolle, sodass ich nach dem Verlust der Milz anfälliger gegen Infektionskrankheiten sein würde. Sie empfahlen daher eine prophylaktische Impfung gegen die wichtigsten zu erwartenden Erreger. Außerdem schlugen sie vor, kurz vor der Operation weitere Bluttransfusionen zu geben und dadurch den Anteil meiner viel zu geringen roten Blutkörperchen zu erhöhen. Am Tag vor dem Eingriff würde ich eine besonders eiweiß- und kalorienhaltige Spezialnahrung bekommen, um meine Gesamtkonstitution zu stärken. Des Weiteren rieten sie dazu, bereits vor der Operation mittels einer Spezialkanüle einen arteriellen Zugang zu legen, um im Bedarfsfalle sehr schnell einen möglichen großen Blutverlust durch weitere Transfusionen ausgleichen zu können.

Ich stimmte allen Vorschlägen zu, war aber wegen der zahlreichen Vorsorgemaßnahmen beunruhigt, die Risiken waren in Summe wohl doch nicht klein.

Richtig froh war ich über die Nachricht, dass derselbe Chirurg operieren würde, der mich bereits kurz nach dem Unfall, während ich noch im Koma lag, versorgt und im Leben gehalten hatte. Vielleicht würde er sich an meinen Fall und die Gegebenheiten vor Ort in meinem Bauch erinnern und hätte ein besonderes Interesse, auch diesen Eingriff zu einem Erfolg zu führen, hoffte ich.

Ich hatte ein wenig Angst vor der Impfung, denn diese sollte nicht per Infusion, sondern intramuskulär erfolgen. Nur welche Muskeln? Schließlich hatte ich keine und fürchtete, dass es schmerzhaft werden würde. Doch als die Schwester schließlich mit den Spritzen kam, zeigte sie sich als wahre Meisterin ihres Faches. Mit geschulten Fingern fand sie schließlich doch eine passende Stelle an meinem Arm und bildete dort eine kleine Gewebefalte, in die sie die Spritzennadel so sanft hineingleiten ließ, dass ich überhaupt nichts spürte.

Der Zeitpunkt der Operation war gekommen. Ich wurde mit meinem Bett abgeholt und zum Operationssaal geschoben. Nachdem mir ein Pfleger vom Bett auf die Operationsliege geholfen hatte, kam der Anästhesiehelfer und erklärte das weitere Prozedere. Freundliche Menschen waren bemüht, alles zu erklären und ermutigten mich, bis es schließlich Zeit für die eigentliche Narkose war.

„Wir setzen Ihnen jetzt eine Atemmaske auf, mit der Sie ein leichtes Beruhigungsmittel inhalieren, bevor wir mit der Infusion des Betäubungsmittels beginnen", hörte ich noch, „denken Sie an etwas Schönes!"

Ich dachte daran, wie wir vor vielen Jahren mit den Kindern diese wunderbare Bergtour gemacht und zusammen auf einer bunten Wiese gespielt hatten. Mir wurde schummrig, doch gleich wachte ich wieder auf: Die Operation war schon vorüber! Ich hatte nichts davon mitbekommen und merkte jetzt, dass ich in einen Raum gefahren wurde, in dem bereits mehrere andere Betten standen, es war wohl der Aufwachraum.

Freundliche Menschen im weißen Kittel kamen gelegentlich an mein Bett und fragten, ob alles in Ordnung sei. Ich fragte mich, ob es Pfleger oder Ärzte waren, und wollte wissen, wie es ausgegangen war.

„War es wirklich eine Entzündung gewesen?"

„Wir wissen es nicht."

„Hatte man geschafft, die Milz zu erhalten?"

„Eine Ärztin aus dem Operationsteam wird später noch zu Ihnen kommen."

Während der gesamten Operation hatte ich wohl auf dem Rücken gelegen und fühlte jetzt, da ich noch immer so lag, einen zunehmend unerträglichen Schmerz in meinen lang ausgestreckten Beinen. Hier wenigstens konnten die Schwestern helfen, schnell holten sie zwei Kissen, schoben sie unter meine Knie und richteten das Rückenteil auf. Der Schmerz war weg, die Beine lagen gut. Doch was war mit meiner Milz?

Ein weißer Kittel näherte sich. *Diesmal die Ärztin?*

„Wie geht es Ihnen?"

„Ich fühle mich gut, doch niemand kann mir etwas vom Ausgang der OP erzählen. Was ist mit meiner Milz?"

„Es ist sehr gut gelaufen!", sagte sie, „wir konnten sehen, dass der Erguss an ihrer Milz durch und durch entzündet war. Alles spricht dafür, dass wir die Ursache für ihre auffälligen Blutwerte gefunden haben und entfernen konnten."

Sie war Ärztin, und bei der Operation dabei gewesen! Eine wesentliche Frage aber blieb offen: Hatte ich noch eine Milz?

„Wir konnten die entzündeten Regionen entfernen, ohne das benachbarte gesunde Gewebe zu beschädigen. Ihre Milz ist unversehrt geblieben!"

Ein unbeschreibliches Glücksgefühl durchströmte mich. Der Eingriff hatte den bestmöglichen Ausgang genommen! Die Vermutungen über die Ursache meiner auffälligen Blutwerte hatten sich bestätigt. Den entzündeten Erguss war ich los. Und ich hatte meine Milz behalten!

Die Ärztin war schon lange wieder weg und auch die Pfleger beschäftigten sich mit anderen Dingen, plauderten miteinander und erwarteten den Schichtwechsel. Ich aber nahm dies alles gar nicht richtig war, sondern befand mich in einer anderen Sphäre, in einer Sphäre des Glücks und der wohligen Entspanntheit, in völliger Zufriedenheit und Ruhe. Ich freute mich auf den Moment, wo ich die gute Nachricht an Kathrin, die Kinder und die Freunde weitergeben konnte, die alle ihre Daumen für mich gedrückt hatten.

Ein paar Tage noch würde ich in der Klinik bleiben, zur Beobachtung und Nachsorge. Parallel dazu würde ich mit meinen Übungen weitermachen und bald zurück in die Rehaklinik kommen und dort nicht nur an das bereits Erreichte anknüpfen, sondern die Therapeuten dort mit meinen Fortschritten überraschen können.

Es war schon spät, als ich zurück in meinem Zimmer ankam, und immer noch fühlte ich von der Narkose eine angenehme Müdigkeit. Voller guter Gedanken schlief ich ein.

29
Krankenhaus

Die Unterbrechung meiner Reha und Rückkehr ins Krankenhaus war für mich ein tiefer Einschnitt.

Ich hatte so lange gebraucht, um diese winzigen Fortschritte zu erzielen, das erste Stehen, die ersten Schritte, kurze Strecken mit dem Rollator, die ersten Schritte mit Krücken, selbst einige Treppenstufen hatte ich schon geschafft. Der weitere Fortschritt schien absehbar, doch jetzt war es erst einmal vorbei damit, nein, weit schlimmer noch: Ich wusste ja, wie wenig Zeit es brauchte, um Mobilität zu verlieren. Fünf Wochen Koma hatten gereicht, mir alle Kraft und Beweglichkeit zu nehmen. Jeder Tag ohne Bewegung bedeutete einen Schritt rückwärts.

Ich hatte meine Krücken dabei, war aber noch nie ohne Begleitung damit gegangen. Meine Therapeutin hatte mir gezeigt, wie ich die Krücken in einer Hand halten musste, um mich mit deren Hilfe und der anderen Hand auf einer Stuhllehne abstützend selber aufzurichten. Im Entlassbrief der Reha hatte sie bescheinigt, ich könne *„… mit Unterarmgehstützen einige Schritte gehen, wenn auch unsicher“*.

Warum also sollte ich nicht wenigstens versuchen, ein paar Schritte allein zu gehen? Sehr langsam und vorsichtig, und bloß nicht stürzen!

Beim nächsten Besuch der Krankenschwester ließ ich mir die Krücken ans Bett stellen. Ich konnte das motorisch verstellbare Kopfteil des Betts steil aufrichten und aus dieser Position zum Sitzen auf die Bettkante kommen. Dort rutschte ich nach rechts, bis ich mit meiner Hand das Geländer des Betts am Fußteil erreichen konnte, nahm eine Krücke in die andere, die linke, Hand, und stützte mich darauf. Jetzt drückte ich mich mit beiden Armen in die Höhe, rechts auf dem Bettgeländer und links auf meiner Krücke und schaffte es schließlich auf diese Weise in den Stand. Nun konnte ich mit der rechten Hand die zweite Krücke nehmen und erste Schritte wagen. Schön vorsichtig, Schritt für Schritt – und bloß nicht stürzen!

Der erste Ausflug führte mich aus dem Zimmer hinaus, ein paar Schritte den Gang hinab und wieder zurück. Immerhin, das ging. Was einmal klappt, das klappt auch mehrmals! Ich versuchte es nach einer kleinen Pause gleich noch einmal. Damit sollte es genug sein. Ich ging zurück ins Bett und war erschöpft, aber zufrieden.

Ich war froh, nicht gänzlich zur Untätigkeit verurteilt zu sein und machte ab jetzt diese Gehübungen mehrmals am Tag. Dabei versuchte ich, jeden Tag ein Stückchen weiter zu kommen und schaffte es schließlich bis zum Ende des 50 Meter langen Gangs durch die Station und wieder zurück. Dann nahm ich mir vor, mindestens eine Viertelstunde am Stück zu gehen und zählte die Strecke: dreimal die Station hinunter und retour, das waren 150 Meter. Mehr, als ich je in der Reha geschafft hatte!

Also doch kein Rückschritt. Vielleicht könnte ich hier sogar Fortschritt erzielen. Ich wusste, dass es sich lohnen würde, weiter zu üben, und spürte die Kraft der Motivation.

Einmal am Tag kam ein Physiotherapeut, übte 20 Minuten mit mir und gab Hinweise.

„Also, Ihr Gehen sieht doch schon ganz ordentlich aus!“, sagte er, nachdem er ein Stückchen hinter mir geblieben und beobachtet hatte, wie ich mit den Krücken vorwärts kam.

„Das linke Bein gerade aufsetzen und dann, sobald der Hacken auf dem Boden ist, im Knie abknicken und schließlich mit dem Fuß abrollen.“

Ich war dankbar für die Hinweise und fühlte mich dadurch sicherer. Der Therapeut schien ganz zufrieden zu sein. „Es ist noch nicht perfekt“, sagte er, „aber gehen Sie aufs erste ruhig weiter so wie jetzt. Das gibt Routine und Kraft, die Perfektionierung können Sie später immer noch üben.“

Ich fragte, ob es auch hier im Krankenhaus ein Fahrradergometer gebe, auf dem ich trainieren könne, und hatte Glück. Man fand etwas Passendes, ein kleines mobiles Gerät, das sich im schmalen Gang zwischen Bett und Fensterbank im Krankenzimmer so aufstellen ließ, dass ich mit meinem Rollstuhl gerade noch herankam und meine Füße auf die Pedale brachte.

Ich nahm meine täglichen Fahrradübungen wieder auf und hatte nun sogar einen schönen Blick aus dem Fenster. Ich sah das Klinikgelände, den kleinen Park und dahinter eine belebte Straße, auf der die Straßenbahnen im Zehnminutentakt vorbeifuhren.

Erst wenn drei Straßenbahnen vorbei waren, hörte ich auf, es waren dann mindestens 20 Minuten.

Eines Morgens kam anstelle des Physiotherapeuten ein junger Praktikant.

„Trauen Sie sich schon zu, mit mir zusammen bis ins Tiefgeschoss zu gehen?“, fragte er. „Wir haben da unten einen Geräteraum und könnten dort bessere Übungen machen.“

Ich nickte und machte mich fertig. Ich wusste ja, dass ich schon weitaus längere Strecken alleine zurückgelegt hatte.

Im Geräteraum gingen wir zu einer Sprossenwand, an der ich mich festhalten konnte. Der Praktikant wollte mir gerade eine Übung erklären, als sich die Tür öffnete.

„Sehr gut, am wichtigsten ist am Anfang die Kraft“, sagte die Frau. Es war die Ausbilderin.

"Bevor wir zu komplexeren Übungseinheiten kommen", sagte sie, "müssen wir die Muskeln stärken."

Sie erklärte, wie ich das Bein nach außen und nach hinten bewegen solle, und ich merkte, dass es nicht ganz einfach war. Sie hatte recht, es fehlte Kraft. Daran hatten wir bereits in der Reha gearbeitet. Jetzt konnten wir daran anschließen.

„Wollen Sie einmal versuchen, auf einem richtigen Ergometer zu radeln?“, fragte der Praktikant.

Ich zweifelte, ob ich es überhaupt auf den Sattel hinauf schaffen würde. Seit dem Unfall vor vier Monaten hatte ich nicht mehr auf einem Fahrrad gesessen. Das Motomed hatte ich immer vom Rollstuhl aus getreten.

„Wir können es zusammen probieren“, sagte der Praktikant und gab mir ein paar kleine aber entscheidende Hinweise: mit den Krücken zum Gerät, vorne am Lenker mit den Händen festhalten, das linke Bein auf das linke Pedal, mit dem Hintern auf den Sattel rutschen und schließlich das rechte Bein aufs rechte Pedal.

Es ging erstaunlich glatt.

Ich begann zu treten und war überrascht: Ich fühlte mich wie auf meinem Rennrad! So war das Radeln viel leichter als im Rollstuhl am Motomed.

Ich konnte auf Anhieb eine höhere Leistung einstellen. Statt bisher 30 Watt schaffte ich jetzt 40 und schließlich einige Minuten sogar 50 Watt. Das sollte fürs erste Mal reichen!

Nun gingen wir zum Gehbarren.

„Versuchen Sie, die Schritte mit möglichst wenig Abstützung durch die Arme zu machen“, sagte der Praktikant. Ich probierte es und merkte, dass es ganz gut klappte. Den Barren brauchte ich nur, um mich beim Gehen in der Balance zu halten.

Die halbe Stunde war um, Zeit für den Rückweg, den ich ja auch noch schaffen musste.

Der Ausflug hatte sich gelohnt!

Ab jetzt waren wir jeden Tag im Geräteraum.

Die ersten Male war die Ausbilderin noch dabei und erklärte die Übungen. Dann ließ sie uns allein.

Tag für Tag war ich nun mit dem Praktikanten hier. Wir absolvierten unser Übungsprogramm und wagten gelegentlich auch einmal etwas Neues. Zum Schluss stieg ich immer aufs Fahrradergometer und versuchte dann ein paar Watt mehr.

Der letzte Übungstag war gekommen. Morgen würde ich aus der Klinik entlassen werden und wieder zurück in die Reha kommen. Heute, am letzten Tag, wollte ich wissen, was wir erreicht hatten, wie viel ich schaffen konnte.

Auf dem Fahrradergometer lief es ziemlich rund, und sukzessive steigerte ich die Leistung. Schließlich hatte ich

100 Watt eingestellt und konnte mit äußerster Anstrengung gerade noch treten. Jetzt eine Minute lang durchhalten, das wäre ein Erfolg, sagte ich mir, merkte aber, dass meine Tritte immer schwerer wurden. Ich nahm alle Motivation und Energie zusammen und versuchte, die Umdrehungszahl zu steigern, denn ich wusste, dass dann jeder Tritt leichter wird. Ich steigerte auf 95 Umdrehungen pro Minute und merkte, wie es etwas leichter wurde und ich mit dem nun reduzierten Krafteinsatz die 100 Watt erst einmal halten konnte. Die Minute dehnte sich unendlich lang! Ich musste beißen, wie früher bei den Passfahrten oder bei den schnellen Laufeinheiten, aber es gelang. Eine Minute mit 100 Watt hatte ich geschafft!

Ich radelte zur Lockerung noch einige Minuten bei reduzierter Leistung und genoss mein Erfolgserlebnis. Jetzt war ich richtig in Schwung und in Rekordlaune! Vielleicht ging noch mehr?

„Lassen Sie uns doch noch einen weiteren Gehversuch machen", sagte ich zum Praktikanten, „ich will es einmal ohne Barren probieren und mich nur ganz wenig an Ihrer Hand abstützen".

Er war sofort einverstanden und reichte mir die Hand. Wir versuchten die ersten Schritte. Ich merkte, dass ich mich nur leicht abstützen musste und probierte, mit immer weniger Kraft auszukommen. Es ging richtig gut! Vielleicht sollte ich es einmal ganz ohne seine Hilfe versuchen?

„Ich werde jetzt ihre Hand loslassen!", sagte ich, „aber bleiben Sie bitte ganz nah neben mir und halten mich fest, falls ich doch das Gleichgewicht verlieren sollte".

Der Praktikant ließ los. Ich stand nun ganz alleine und war verblüfft: auch ohne Hilfe konnte ich stehen! Ich machte einen Schritt, den zweiten, den dritten, vorsichtig einen nach dem anderen und kam schließlich durch den ganzen Raum. Bei der Umkehrkurve ließ ich mir helfen und konnte dann die ganze Strecke zurück wieder alleine gehen!

Alleine gehen!

Das erste Mal seit dem Unfall!

Welch ein Riesenerfolgserlebnis!

Ich war total zufrieden.

„Was sehe ich denn da? Sie sollen doch die Kraftübungen machen!“ Die Ausbilderin stand in der Tür. „Wenn Sie jetzt schon frei gehen, schleifen sich Fehler ein! Sie werden später fürchterliche Rückenschmerzen bekommen!“, sagte sie und wandte sich zum Praktikanten. „Als angehender Therapeut müssen Sie systematisch und Schritt für Schritt vorgehen, so wie ich es gesagt habe. Eine Übung baut auf der anderen auf. Sie müssen noch viel lernen, bis Sie reif für die Prüfungen sind“.

Der Praktikant schaute zerknirscht, die Ausbilderin ging.

„Ich fand es toll, dass wir es versucht haben!“, sagte ich, „dass ich an die Grenze gehen konnte und schauen, wie viel schon geht! Das war jetzt total wichtig für mich! Vielen, vielen Dank für diese Chance!“

Systematik war gut, und schrittweises Vorgehen war wichtig. Aber noch wichtiger war Motivation. Die hatte ich jetzt!

30
Visite

Die besondere Bedeutung des heutigen Tages wird früh erkennbar: große Visite! Mein Pflaster ist entfernt und provisorisch mit einem sterilen grünen Tuch abgedeckt, das benutzte Handtuch von der Stuhllehne verschwunden, die Kleidung in den Schrank gehängt. Das Bettzeug war gestern schon gewechselt worden.

Der Chefarzt selbst, so hatte ich erfahren, würde kommen. Ich freute mich auf die neue Perspektive und hoffte im Dunkel meiner Fragen auf Licht, am wichtigsten: wann darf ich gehen?

Schritte, gedämpftes Sprechen vor der Tür. Eine Frau lacht, ein Wagen rollt über den Linoleumboden. Die Tür springt auf und gibt der Gruppe Einlass. Die Krankenschwester vom Frühdienst, die Leiterin der Pflegestation, mein Physiotherapeut, der Stationsarzt, eine Ärztin, der ich bei der Aufnahme bereits begegnet war und ganz am Schluss eine sehr junge Frau im gleichen Weiß wie die Kollegen: Praktikantin? Dem Tross voraus aber eilt ein älterer und dennoch sehr forscher Mann in Weiß. Er lenkt seine Schritte an mein Bett, blickt auf das Namensschild, und schaut mich an. *Der Chef?*

„Herr Diedrich, guten Morgen!"

Er wendet sich zu seiner Linken. „Wie geht es unserem Patienten?"

„Herr Diedrich kam zu uns mit Milzabzess nach traumatischer Milzruptur, die zunächst konservativ behandelt wurde. Nach protrahiertem Verlauf wurde Herr Diedrich in die

Reha verlegt, vor zehn Tagen aber mit Fieber und hohen Infektparametern wieder vorgestellt. Als Ursache fand sich im CT des Abdomen ein organisiertes Milzhämatom ohne Möglichkeit einer interventionellen Drainage. Vor einer Woche laparoskopische Ausräumung von Abzess und Hämatom unter Milzerhalt. Es kam zu keinen größeren Blutungen oder Verletzungen von vitalem Milzgewebe."

„Sehr gut", der Chef scheint zufrieden, „ist er mobil?"

Er wendet sich zum Physiotherapeuten.

„Wir konnten zusammen in den MTT Raum gehen und dort an Mobilität und Kräftigung arbeiten. Gluteus Maximus, Rückenmuskulatur, Kardiotraining auf dem Ergometer, gestern bis hundert Watt."

„Ausgezeichnet!", der Chefarzt ist hoch erfreut, „Medikamente?"

Die Leiterin der Pflegestation blättert in einer Mappe.

„Pantozol morgens und abends, dreimal Ibu 600, Eubiol morgens, Metohexal 47,5 Milligramm morgens und abends je eine halbe, Remergil 15 nachts, Vitamin B komplex dreimal und Ferrosanol duo morgens."

„Irgendwelche Komplikationen?"

„Der postoperative Verlauf ist unauffällig, die Wunde reizlos."

Der Chef schaut zur Schwester, die schüttelt ihren Kopf.

„Dann scheint ja alles in Butter zu sein!", lacht er und wendet sich zu meinem Zimmernachbarn.

Ich räuspere mich. „Darf ich Ihnen auch eine Frage stellen?"

Der Chef dreht sich noch einmal um. Ich darf.

„Ist das Milzthema endgültig ausgestanden? Wann werde ich entlassen?"

Erst trifft sein Blick mich, überrascht, dann die Kollegin, fragend. Die fischt in den Patientenmappen, blättert und findet schließlich das gesuchte:

„Die beiden Robinsondrainagen wurden gestern gezogen, Blutwerte weitgehend unauffällig, CRP erwartungsgemäß noch hoch. Ich denke, wir können Herrn Diedrich in zwei bis drei Tagen zurück in die Reha überstellen."

„Na,", jetzt lacht der Chef mich an, „das ist doch eine gute Nachricht! Trainieren Sie weiter fleißig und alles Gute!"

Dann ist er endgültig beim Nachbarn.

31
Besuch

Paul war in den Semesterferien für einige Tage nach Karlsruhe gekommen.

„Was soll ich dir mitbringen, Papa?“, hatte er per WhatsApp gefragt.

„Bring Zeit mit! Und die Haarschneidemaschine!“, schrieb ich zurück und freute mich auf den Besuch, für den ich bereits einen Plan hatte.

Ich wollte das Etagenbad ausprobieren, endlich einmal wieder duschen und mich sauber fühlen! Im Zimmer hatten wir zwar ein kleines Waschbecken, an dem ich mir im Sitzen die Zähne putzen und mit einem Waschlappen den Oberkörper notdürftig waschen konnte. Doch mehr ging dort nicht. Die freundliche Krankenschwester hatte angeboten, beim Waschen behilflich zu sein, aber eine Begleitung zum Etagenbad war nicht vorgesehen. Wie hätte es auch gehen können, mit einem einzigen Bad für 80 Patienten?

Ich war mit meinen Krücken dort gewesen und fand, dass ich im Prinzip dort klarkommen müsste. Es gab eine Dusche mit einem Sitz zum Herunterklappen, Haltegriffe, einen Stuhl vor der Dusche, auf dem ich mich im Sitzen hätte ausziehen können und eine Badewanne, zum Ablegen von Handtuch und Kleidung. Nur wollte ich beim ersten Mal gerne jemanden bei mir haben, der im Bedarfsfall helfen konnte.

Als Paul am späten Nachmittag kam, hatten wir Glück, das Bad war frei. Wir meldeten uns im Stationszimmer ab, ließen uns zwei Handtücher geben und verschwanden im

Etagenbad. Ich setzte mich in den Stuhl vor der Dusche, Paul improvisierte mit einem der Handtücher einen Friseurumhang und machte sich mit dem Haarschneider ans Werk. Schnell fielen die Haarbüschel nach allen Seiten und nach nicht einmal 10 Minuten war der Kopf rundum frisiert: gleichmäßig 2 mm waren stehen geblieben und fühlten sich beim Darüberstreichen an wie sanftes Hundefell. Genau die richtige Sommerfrisur!

Jetzt in die Dusche hinein. Paul half, den Sitz herauszuklappen, den Rest schaffte ich alleine, war aber froh, dass Paul in der Nähe war. Sonst hätte ich es nicht gewagt, denn überall lauerten Gefahren. Der Boden, auf dem ich zwei Schritte machen musste, um zum Stuhl zurückzukommen, wäre nach dem Duschen glatt und nass. Hier legte ich vorsorglich eines der Handtücher als Bodenmatte aus. Ich setzte mich, richtete den Strahl zur Seite und regulierte ihn mit der Armatur auf eine angenehme Temperatur. Dann hängte ich den Duschkopf in die Halterung und begann, mich mit dem Waschlappen einzuseifen. Plötzlich wurde das Wasser heißer und heißer, so schnell, dass ich gerade noch den Duschkopf aus der Wand herauszureißen, den Strahl von mir wegschwenken und mich dadurch retten konnte. Das siedendheiße Wasser dampfte, wurde dann kühler und schließlich zu kalt. Ich musste nachjustieren, war jetzt aber gewarnt: Regelschwankungen im Brauchwasserkreislauf! Ich hatte dieses Phänomen schon einmal in einem altertümlichen Hotel erlebt, hier im Krankenhaus aber nicht damit gerechnet. Nun gut, ich musste aufpassen und arbeitete jetzt sequenziell: erst duschen, dann einseifen, dann wieder duschen, wobei ich den Duschkopf nun immer in der Hand behielt, um bei Bedarf den Strahl schnell abwenden zu können.

Nach einer Stunde waren wir fertig. Alles hatte gut geklappt und ich war froh, dass Paul mich unterstützen konnte. Ohne die Sicherheit durch seine Begleitung hätte ich diesen Ausflug nicht gewagt. Schmutz und Haare waren ab, doch wichtiger: ich hatte für eine Weile vergessen, dass ich im Krankenhaus war.

„Ich habe dir etwas zum Essen mitgebracht“, sagte Paul, „wir müssen nur noch einen guten Platz finden. Was hältst du davon, wenn wir auf dem Rasen vor dem Gebäude ein Picknick machen?“

Wir fuhren mit dem Fahrstuhl hinunter und kamen durch den Hinterausgang auf ein Rasenviereck, an dessen Rand ein kleiner Tisch und Gartenstühle standen. Ich durfte mich schon hinsetzen, während Paul den Rest arrangierte und seinen Rucksack leerte: Risotto in einer Plastikbox, zwei Teller und Besteck sowie eine Kühltasche mit einer Flasche Gingerale.

„Das Risotto habe ich heute Mittag gekocht, mit Zucchini und Pilzen, nach italienischem Rezept“, sagte er, und füllte die Teller. Ich wusste, dass Paul ein begeisterter und guter Koch war, und wurde nicht enttäuscht. Ich ließ es mir schmecken und war froh, auf die fade Krankenhauskost verzichten zu können. Besonders aber freute ich mich über diesen außergewöhnlichen Besuch und die gemeinsamen Erlebnisse.

Der letzte Abend im Städtischen Klinikum war gekommen, morgen ging es zurück in die Reha. Auch Paul war den letzten Tag in Karlsruhe, danach würde er zurück nach Leipzig fahren. An diesem Abend wollten wir noch einmal etwas Schönes zusammen unternehmen. In den „Kühlen Krug" sollte es gehen, ein Gartenlokal, das ich von früheren Besuchen kannte. Es gab dort einen Biergarten und ordentliches Essen. Vor allem aber war man draußen, am Rande eines großen Naherholungsgebiets, sah Wiesen, Bäume, Jogger und Radfahrer, und nichts erinnerte dort an das Städtische Klinikum.

„Wir machen einen kleinen Ausflug", hatte ich am Pflegestützpunkt gesagt, „ich werde heute zum Abendessen nicht da sein! Auch wenn es später wird, vielleicht sogar bis zum Einbruch der Dunkelheit, machen Sie sich keine Sorgen. Schließlich bin ich ja gut betreut!" Ich zwinkerte Paul zu, der mitgekommen und auf der Station von seinen früheren Besuchen schon bekannt war.

„Gehen Sie nur", lachte die Schwester, „und genießen Sie den Abend!"

Paul hatte das Auto auf dem Parkplatz in der Nähe der Notaufnahme geparkt und ging mit mir zusammen durch den Hinterausgang des Klinikgebäudes, wo ich auf einem Blumenkübel sitzen und warten konnte, während er den Wagen holte.

Ich freute mich, dass wir diesen letzten Abend zusammen verbringen würden. Schnell hatten wir die Gastwirtschaft erreicht und stellten fest, dass sie bei diesem herrlichen Wetter bereits viele andere Gäste angezogen hatte. Paul fuhr den Wagen, soweit es ging ans Lokal heran und ich stieg aus und machte mich mit meinen Krücken auf den Weg, um einen freien Platz zu finden, während Paul nach einem Parkplatz suchte.

Die Tische im Biergarten waren fast alle besetzt und jetzt, am Abend, da die Sonne nicht mehr ganz so heiß herunterstach, war es wohl unter freiem Himmel am schönsten, dort gab es gar keine freien Tische mehr. Vielleicht hätte man sich noch irgendwo dazusetzen können, doch ich zögerte. Ich hatte bemerkt, dass sich im Westen einige dunkle Wolken zusammenballten und fragte mich, ob ich nicht besser nach einem etwas geschützteren Platz suchen sollte. Tatsächlich gab es noch einen freien Tisch, nicht ganz so nahe an Park und Bach und etwas näher an der Gaststätte gelegen, dafür unter einem großen Sonnenschirm. Auch hier konnte man das Plätschern des Baches noch hören und war an der frischen Luft, hatte aber darüber hinaus einen gewissen Regenschutz, falls es doch noch zu einem Gewitter kommen sollte.

Paul war inzwischen angekommen und auch mit meiner Platzwahl einverstanden. Gegrillte Schweinshaxe gab es heute im Angebot, die wollte Paul probieren, und mit seinem Studentenhunger war noch genügend Platz um auch noch Spareribs und zwei Portionen Pommes zu bestellen, dazu zwei Halbe Bier. Obwohl mein Appetit nach den Antibiotika nicht groß war, freute ich mich über die reichhaltige Auswahl und probierte von allem.

Die Schweinshaxe war köstlich, das Bier schmeckte gut, und bei prächtiger Stimmung arbeiteten wir an unseren Tellern und machten Pläne für die Zukunft.

In der Ferne hörten wir jetzt ein tiefes Donnergrollen, hatte es sich gelohnt, diesen überschirmten Tisch zu wählen?

Und wie! Schnell kam das Donnergrollen näher und wurde lauter, bald hörten wir das Rascheln der Zweige im aufkommenden Wind und spürten dann selbst den Zug. Es dauerte nicht lange, bis die ersten Tropfen fielen.

Einige der im Freien sitzenden Gäste wurden jetzt unruhig, standen auf, nahmen ihre Teller und gingen mit eiligen Schritten nach drinnen. Dort gab es jetzt noch freie Plätze, doch als mit zunehmendem Regen immer mehr Gäste in das Gebäude strömten, wurde es eng.

Inzwischen war der Himmel schwarz geworden und erste Blitze zuckten. Der Regen entwickelte sich zu einem Wolkenbruch und jeder, der jetzt noch nicht unter einem schützenden Dach oder Sonnenschirm saß, wurde innerhalb von Sekunden völlig durchnässt. Wir aber saßen an unserem Tisch im Trockenen und waren froh, das heranziehende Gewitter rechtzeitig gesehen und diesen Platz gefunden zu haben.

Einige schutzsuchende Gäste flüchteten mit ihren Tellern unter unseren Schirm und beobachteten, wie andere auf ihre Weise dem Unheil zu entkommen suchten. Dies wurde zunehmend schwieriger, da der Regen inzwischen so stark geworden war, dass er nicht vollständig von der Terrasse fließen konnte, sondern einen See gebildet hatte, dessen Spiegel unaufhaltsam anstieg. Bald hatte er die unter unserem Schirm stehenden Gäste erreicht, die nun ebenfalls ins Gebäude flüchteten.

Jetzt bemerkte ich, dass wir wohl etwas höher saßen. Wie eine Hallig stand unser Tisch auf einer kleinen Bodenwelle, gerade groß genug, auch unsere Stühle und Füße im Trockenen zu halten.

Niemand außer uns war jetzt noch draußen im Biergarten oder auf der Terrasse, nur wir saßen geschützt inmitten des tosenden Unwetters und verfolgten unbehelligt das dramatische Geschehen. Lediglich eine sanfte Gischt erreichte zuweilen unseren ansonsten völlig trockenen Platz.

Nach einiger Zeit erreichte das Wasser auch unsere Füße, umspielte aber nur die Schuhsohlen und stieg nicht wesentlich höher. Nach einer halben Stunde zog das Gewitter wieder ab und das Wasser konnte abfließen. Auch wir waren jetzt fertig, zahlten und machten uns auf den Heimweg.

Was für ein Abend! Mein erster großer Ausflug, das gute Essen, das Bier, der letzte Abend mit Paul zusammen, und dann noch unser besonderes Glück bei diesem Unwetter. Alles passte in perfekter Harmonie zusammen.

Eine Nacht noch Krankenhaus, und morgen endlich zurück in die Reha!

Wie sollte ich mich täuschen!

32
Nur eines noch

Der Tag meiner Entlassung aus dem Städtischen Klinikum war gekommen. Schon am Tag zuvor hatte Kathrin nach ihrem Besuch die meisten Sachen mitgenommen. Wie sehnsüchtig hatte ich auf diesen Tag gewartet! Endlich wieder zurück in die Reha mit all ihren Möglichkeiten und Therapien. Meine Milzoperation lag jetzt zehn Tage zurück, viel zu lange hatten sie mich danach noch hierbehalten!

Jeden Tag hatte ich gedrängt und gefordert, hatte mit dem Arzt bei der Visite gesprochen, mit der Sachbearbeiterin von der Sozialstation, mit der Krankenkasse, ja selbst mit der Rehaklinik hatte ich telefoniert und darauf hingewiesen, dass ich mich inzwischen mit Krücken ganz gut fortbewegen könne und kein rollstuhlgerechtes Zimmer mehr brauchte. Ich wusste noch, dass es die großen rollstuhlgerechten Räume nur als Zweibettzimmer gab, wünschte mir aber sehnlichst, endlich einmal wieder allein zu sein.

Ich hätte ohne weiteres den regulären Krankenhausprozessen folgen können. Zuerst wird festgestellt, wann der Patient sich nach der Operation gut genug erholt hat, um risikolos entlassen werden zu können. Dieses erfordert eine Beurteilung durch den Arzt. Wenn es soweit ist, verfasst der Arzt eine entsprechende Mitteilung, die krankenhausintern zur Sozialstation weitergeleitet wird. Von dort aus nimmt eine Sozialarbeiterin mit dem Patienten Kontakt auf und bespricht mit ihm, welche Möglichkeiten für die weiterführende Rehabilitation zur Verfügung stehen. Zusammen entscheiden sie, bei welchen Einrichtungen nach einem freien

Platz angefragt werden soll. Die Sozialstation gibt dann ihre Anfragen an die festgelegte Rehaklinik weiter und wartet auf deren Antwort. Sobald erste Rückmeldungen kommen und Termine bekannt sind, wendet sich die Sozialarbeiterin wieder an den Patienten und beide besprechen zusammen, wo die Anmeldung erfolgen soll.

Diesen Prozess hatte man mir ganz am Anfang schon erklärt und gesagt, ich solle nicht so ungeduldig sein, es würde sich alles regeln. Bei dieser sequenziellen Abfolge der einzelnen Schritte mit den üblichen Wartezeiten, Wochenenden, Postlaufzeiten und dergleichen würden mindestens drei Wochen bis zur Bestätigung eines Rehaplatz vergehen, das war mir völlig klar. Also machte ich lieber Druck, telefonierte viel, versuchte Prozesse parallel anzustoßen und merkte schließlich, wie manche Beteiligten genervt reagierten. Aber letztlich hatte ich Erfolg und bekam eine Zusage der mir bereits bekannten Rehaeinrichtung, exakt für den Tag, zu dem ich entlassfähig war. Perfektes Timing, mein Einsatz hatte sich gelohnt!

Für 10:00 Uhr war der Fahrer bestellt, um mich abzuholen, doch vorher hatte ich noch einen letzten Termin, bei dem das weitere Vorgehen in Bezug auf meine Hände besprochen werden sollte. Nachdem bereits das Konsil in der ersten Rehaklinik nie stattgefunden hatte und die Gespräche mit dem Orthopäden in der zweiten Rehaklinik ergebnislos geblieben waren, war ich nun hier im Städtischen Klinikum einige Tage zuvor beim Röntgen gewesen und hatte jetzt diesen Termin bei der Unfallchirurgie.

Die Ärztin hatte die Aufnahmen bereits studiert und war gut informiert: „Aus den Röntgenbildern geht völlig klar hervor, warum Sie Ihre linke Hand nicht drehen können", sagte sie. „Eine mächtige Ossifikation, eine Knochenbrücke zwischen Elle und Speiche, verhindert, dass sich die beiden Knochen gegeneinander bewegen können. Eine Drehung ist damit völlig unmöglich."

Als nach dem Unfall die vielen Knochenbrüche am Unterarm ruhiggestellt waren und mein Körper alles in Bewegung gesetzt hatte, die Fragmente wieder zusammen wachsen zu lassen, war er wohl über sein Ziel hinausgeschossen. Er bildete weiteres, überflüssiges Knochenmaterial, das sich als harter fester Klumpen zwischen Elle und Speiche gesetzt und diese damit starr verbunden hatte. So verstand ich die Erklärung der Chirurgin.

Man müsse operieren, aber erst dann, wenn die Reha soweit fortgeschritten wäre, dass ich ohne Krücken sicher gehen und mithin eine Hand zeitweise entbehren könnte, die man dann operieren würde.

Ich war froh, dass es nun eine Antwort auf diese seit drei Monaten anhängige Frage gab und ich einen Plan hatte, wie es weitergehen sollte. Das also war geschafft!

Jetzt blieb nur eines noch, eine weitere, kleine, Sache zur Klärung, bis ich mich freundlich und hoffentlich für lange Zeit von dieser Klinik verabschieden würde. Einige Tage zuvor hatte ich beim Duschen an meinem linken Oberschenkel eine kartoffelgroße Beule entdeckt, die nicht wirklich störte oder Schmerzen bereitete, aber mich durchaus beunruhigte, denn sie war vorher nicht dagewesen und ich hatte das Gefühl, dass sie da auch nicht hingehörte. Deshalb hatte ich den Arzt bei der Visite angesprochen und den Rat bekommen, dies doch in vier Tagen, wenn ich ohnehin beim chirurgischen Konsil sei, dort vorzubringen. Da also war ich nun.

Die Chirurgin sah mein Bein an und runzelte die Stirn. „Das ist aber ungewöhnlich", sagte sie, drückte gegen die Beule und fragte, ob ich Schmerzen dabei spüre. Nein, es tat nicht wirklich weh, drückte vielleicht ein wenig, aber nicht über die Maßen.

„Dieses Bein war doch gebrochen", sagte sie, „und damals hat man einen Marknagel eingeschlagen. Hoffentlich ist da nichts schiefgegangen!"

Ich war beunruhigt. Natürlich wusste ich, dass mein Knochen damals im Koma genagelt worden war, hatte aber fest angenommen, dass die Sache damit ein für alle Mal erledigt war. Man hatte mir erklärt, dass derartige Nägel üblicherweise auf ewig im Körper verbleiben.

„Es kann doch wohl nicht sein, dass sich die Schraube gelockert hat und jetzt nach außen drückt!"

Die Ärztin tastete noch einmal an der Beule. „Sie fühlt sich weich an, möglicherweise ist es eine Entzündung. Ich denke, das Beste wird sein, wenn ich mit einer Nadel punktiere und etwas Material aus der Beule entnehme."

„Dann geben Sie mir vorher aber einen starken Schnaps zum Trinken!" Noch war ich zum Scherzen aufgelegt.

„Das wird nicht nötig sein, Sie werden keinen Schmerz verspüren." Sie ging in den Nebenraum, kam mit einer Spritze wieder, stach in die Beule und zog den Kolben vorsichtig heraus. Er war mit einer gelblichen Masse gefüllt.

„Das sieht gar nicht gut aus, alles ist vereitert!" Die Ärztin runzelte ihre Stirn noch mehr: „Unter der Beule liegt eine dicke Entzündung. Jetzt kommt alles darauf an, ob auch der

Marknagel betroffen ist. In diesem Fall hätten wir eine sehr komplizierte und langwierige Komplikation vor uns."

Ich war entsetzt! Mit einer derart schlimmen Wendung hatte ich nicht gerechnet.

„Wir müssen das Bein öffnen und können erst dann sehen, inwieweit ihr Implantat betroffen ist", sagte die Ärztin, „es ist Eile geboten! Ich will versuchen, heute noch einen Notoperationstermin für Sie zu bekommen."

Jetzt war mir endgültig klar: mit der Entlassung aus der Klinik und einer Überstellung in die Reha heute wurde es nichts. Mehr noch: Operation hieß, danach mehrere Tage zur Beobachtung in der Klinik verbleiben und wieder lange und komplizierte Prozesse, bis endlich erneut ein Platz in einer Reha gefunden war. Es sollte aber noch schlimmer kommen.

Zu meiner Überraschung wurde ich in ein anderes Stockwerk verlegt, denn offensichtlich gab es für Chirurgie am Bein und Chirurgie an der Milz unterschiedliche Stationen. Diesmal hatte ich nicht so viel Glück und bekam einen Platz direkt an der Tür in einem Dreibettzimmer, das bereits mit zwei Patienten belegt war. Ich hatte als Notfall noch einen Operationstermin am Abend desselben Tages bekommen und durfte nun nichts mehr essen.

Recht bald kam die Schwester und brachte mir den Operationskittel zum Umziehen. Dann kam der Narkosearzt, um über Risiken aufzuklären und meine Unterschrift mitzunehmen, mit der ich mich zu allem einverstanden erklärte. Ich kannte das alles bereits von der Milz und wusste, dass es für mich nichts weiter zu entscheiden gab, außer der Zustimmung zur Operation selbst, und die musste ja wohl sein.

Schließlich war es soweit. Das Prozedere hatte ich vom letzten Mal noch bestens in Erinnerung und fand es eigentlich ganz angenehm. Wieder wurde ich sehr freundlich empfangen, man half mir aus dem Bett heraus und auf die Operationsliege, fragte, ob es auch bequem für mich sei und schließlich kam die Anästhesistin mit einer Atemmaske und sagte, ich bekäme jetzt ein kleines Beruhigungsmittel und möge doch an etwas Angenehmes denken. Wieder versuchte ich, mir die schöne Bergtour mit den Kindern in Erinnerung zu rufen, war aber plötzlich in einem anderen Raum und merkte, wie ich in meinem Bett vorwärts geschoben wurde. Die Operation war schon vorbei!

Eine weiß gekleidete Frau näherte sich. Ich war noch recht benommen, konnte aber schon fragen: „Wie ist es gelaufen?"

Die Frau schaute ernst. „Die Entzündung erstreckt sich bis zum Implantat und hat wahrscheinlich dort begonnen", sagte sie, „wir werden den Nagel herausnehmen müssen."

Ich wusste sofort, was das bedeutete: nicht Tage Rückschlag, sondern Monate!

Ich schloss die Augen und ließ es dunkel werden.

33
Knochenentzündung

Nach der erschütternden Nachricht im Aufwachraum hatte ich mich meinem Schicksal ergeben, den Rücktransport ins Zimmer niedergeschlagen und schweigend über mich ergehen lassen und war sofort in tiefen traumlosen Schlaf gefallen. Auch völlige Hoffnungslosigkeit kann Ruhe geben. Der Schlaf hatte mich im Inneren verändert, mir Zuversicht und Energie zurückgegeben und meine Gedanken in Bewegung gesetzt. Was war passiert? Welche Therapie würde mir vorgeschlagen werden, was wären die Risiken? Mit welchem Verlauf könnte ich rechnen? Was könnte bestenfalls, was schlimmstenfalls geschehen? Beim nächsten Arztgespräch würde ich Antworten bekommen.

Endlich war es soweit: Visite! Ruhig bleiben, zuhören. Ich nahm mir vor, zunächst keine Fragen zu stellen und den Arzt ausreden zu lassen. Ich durfte mein Kontingent an akzeptablen Fragen nicht zu früh verschleudern, gewiss wurde der Arzt von sich aus bereits wichtige Dinge erklären.

„Sie haben eine Osteomyelitis", der Stationsarzt schaute mich an und ergänzte, als ich nicht reagierte, „das ist eine Entzündung am Knochen."

„Wie kann sowas entstehen?"

Jetzt war meine Frage doch herausgerutscht!

„Akute Infektkomplikationen sind die häufigste Ursache einer chronischen Osteomyelitis. Es kommt bei circa fünf Prozent der Implantate im Laufe ihrer Standzeit zu Infektkomplikationen."

„Wie geht es weiter?"

„Wir haben bei der Operation die vereiterten Stellen gesäubert und einen Abstrich gemacht. Damit werden wir nun im Labor eine Kultur anlegen und können dann feststellen, um welchen Keim es sich handelt. Das wird einige Tage dauern. Sobald wir Bescheid wissen, können wir das passende Antibiotikum herstellen. Ein spezieller Zement wird mit diesem Antibiotikum durchsetzt. Sobald alles fertig ist, wird es eine weitere Operation geben, bei der wir den Marknagel aus ihrem Oberschenkelknochen entfernen. Wir werden dann den Knochen gut spülen und anschließend den antibiotischen Zement einsetzen. Der Zement wird nur temporär im Knochen bleiben und muss dann, voraussichtlich nach einigen Wochen, wieder operativ entfernt werden. Dafür befindet sich im Zement ein dünner Draht, mit dem man ihn herausziehen kann. Auch bei dieser Operation werden wir wieder einen Abstrich machen und können dann feststellen, ob die Entzündungskeime verschwunden sind.“

„Und wenn es wieder Komplikationen gibt?“

„Seien Sie unbesorgt“, der Arzt schaute zuversichtlich, „wir können damit umgehen! Ein Kollege wird mit Ihnen in den nächsten Tagen ein Aufklärungsgespräch führen. Er wird einen ausführlichen Informationsbogen mitbringen und das Behandlungsverfahren und die daraus erwachsenden Risiken mit Ihnen durchsprechen. Wenn dabei Fragen offenbleiben sollten, können Sie gerne noch einmal auf mich zukommen.“

Zuviel, um mit einfachen Fragen weiterzukommen. Außerdem hatte ich die mir zustehende Zeit wohl ausgeschöpft. Ich bedankte mich und ließ den Arzt erst einmal weiterziehen.

Das Labor würde den Abstrich untersuchen und die Bakterien identifizieren. Damit würde ein Gegenmittel erstellt und in den Knochen eingebracht. Wie heil war der überhaupt noch? Wieviel hatten die Keime dort bereits zerfressen? Und wenn das Gegenmittel nicht ausreichte? Woran merkte man das überhaupt? Mein Unfall lag über vier Monate zurück, und jetzt erst hatte sich die Entzündung bemerkbar gemacht: wie lange würde es dauern, bis ich sicher sein konnte, dass nach dem Abschluss der Behandlung nicht doch noch Keime im Knochen verblieben waren? Je länger ich grübelte, desto mehr Fragen entstanden. Ein Aufklärungsgespräch hatte ich bereits vor der Milzoperation gehabt. So würde es auch diesmal sein: Am Ende muss der Patient unterschreiben, dass er alles gelesen und verstanden hat und mit dem Eingriff einverstanden ist. Ich würde diese Chance nutzen!

Vergeblich behandelte akute Infektkomplikationen stellen die häufigste Ursache der chronischen Osteomyelitis in den entwickelten Ländern dar. Sie treten in der elektiven Unfallchirurgie in 1–5 % nach geschlossenen und – in Abhängigkeit vom Schweregrad – in 3–50 % nach erst- bis drittgradig offenen Frakturen auf. Insgesamt kommt es bei 5 % der traumatologisch / orthopädischen Implantate im Laufe ihrer Standzeit zu Infektkomplikationen.

Ich hatte den Aufklärungsbogen *Operation bei Ostitis / Osteomyelitis* von „Thieme Compliance“ sorgfältig studiert. Freunde hatten mir weiteres Informationsmaterial aus dem Internet zusammengestellt und ausgedruckt.

Im Falle chronischer oder akuter Knocheninfektionen stößt eine systemische Antibiotikatherapie an ihre Grenzen, da durch die mit der Infektion einhergehende gestörte Blutversorgung keine therapeutisch wirksame Antibiotikakonzentration in den betroffenen Arealen erzielt werden kann. Für eine effiziente Behandlung sollte daher ein möglichst hoher lokaler Wirkstoffspiegel am Infektionsort erreicht werden. Gentamicinhaltige PMMA-Knochenzemente zeigen eine gute Freisetzungskinetik des enthaltenen Wirkstoffes aus der Trägermatrix auf. Um eine ausreichend hohe Antibiotikakonzentration aufzubauen, bietet sich der Einsatz kleiner PMMA-Kugeln an, die auf einem chirurgischen Draht zu einer Kette aufgedrillt sind. PMMA-Ketten verfügen über eine erheblich größere, freisetzende Oberfläche als eine einzige Plombe aus PMMA-Knochenzement. Zusätzlich erleichtern die Räume zwischen den Kugeln das Abfließen von Sekret und begünstigen den Heilungsprozess. Verbleiben die PMMA-Ketten länger als 4 Wochen im Körper, wird von einer langfristigen Applikation gesprochen. Die Ketten werden dabei vollständig im Operationsfeld versenkt und später operativ komplett wieder entfernt.

Ähnlich hatte es mir der Arzt in seinen Worten beim Aufklärungsgespräch erläutert. Anstelle von einer Perlenkette sprach er von einem Spacer, einem langen, dünnen Titandraht, der mit dem antibiotisch wirksamen Material umgeben in meinen Knochen eingesetzt werden würde. Vorher würde der Titannagel entfernt und die dann leere Markhöhle gespült und ausgekratzt werden.

„Ist der Knochen danach noch belastbar?“, fragte ich.

„Nein,“ der Oberarzt schüttelte den Kopf und runzelte die Stirn, „der Spacer besteht lediglich aus einem ganz dünnen Draht. Er soll ja nur das Antibiotikum an die richtige

Stelle bringen und ein späteres Herausziehen ermöglichen. Die Vorrichtung ist ideal, um eine hohe lokale Freisetzung des Wirkstoffs zu gewährleisten, aber mechanisch gibt sie fast keinen Halt."

„Was heißt das für mich?"

„Maximal 20 Kilogramm. Sie dürfen Ihr linkes Bein nur noch abstellen, aber kein zusätzliches Gewicht draufgeben."

Ich schluckte. Das Ende meiner Gehversuche! Die mühsam erarbeiteten Fortschritte nutzlos!

„Wie lange?"

Die Knochenheilung dauert normalerweise drei Monate

„Ab welchem Zeitpunkt?"

„Diese Frage kann ich Ihnen nicht beantworten," sagte der Oberarzt, „der Unfall liegt zwar bereits vier Monate zurück, aber wir wissen nicht, wie weit ihre Osteomyelitis das Knochenmaterial geschwächt hat."

„Werde ich wieder ein Implantat bekommen?"

„Das muss später entschieden werden. Am besten wäre es, wenn ihr Knochen aus eigenem Material genügend Festigkeit entwickelt. Ein neues Implantat birgt das Risiko einer erneuten Entzündung. Wir können nie ganz ausschließen, dass Restkeime im Knochen eingeschlossen bleiben. Gerade bei einem Implantat gibt es besonders hohe Risiken für eine erneute Entzündung."

„Gilt dies nicht auch für den antibiotischen Zement, den Spacer?"

„Sie haben recht. Auch dieses Implantat birgt das Risiko einer erneuten Entzündung, wenn die antibiotische Wirkung verbraucht ist. Daher werden wir das Implantat auch nur temporär einsetzen."

„Wie kommt es wieder heraus?"

„Es wird eine weitere Operation geben. Nach ungefähr sechs Wochen werden wir den Spacer operativ entfernen, Röntgenaufnahmen von der Struktur und Stabilität des Knochens machen und dann genauer wissen, wie weit Sie Ihr Bein belasten können."

Alles zusammen zwei Monate oder länger. Dann könnte ich mit meiner Reha erneut beginnen. Wäre die Komplikation, meine Entzündung, dann wenigstens überwunden?

„Wie kann man feststellen, ob das Antibiotikum gewirkt hat, ob die Keime weg sind?"

„Wir werden wieder einen Abstrich machen und eine Kultur anlegen. Das Labor kann feststellen, ob alle Keime entfernt wurden."

„Und wenn noch etwas da ist?"

„Das passiert selten," der Oberarzt schaute ernst, „doch ausschließen können wir es nicht. In seltenen Fällen kann eine Osteomyelitis chronisch werden. Der Körper wird den Entzündungsherd mit Knochenmaterial einkapseln. Die Erreger sind noch da, bleiben aber latent. Sie spüren nichts."

„Für immer?"

„Wenn Sie Glück haben, ja."

„Und wenn nicht? Was ist der Worst Case?"

„Die Entzündung kann sich im Inneren weiter ausbreiten und schließlich, möglicherweise erst nach Jahren, durch eine Fistel an die Oberfläche gelangen. Das umgebende weiche Gewebe, Muskeln, Bindegewebe und auch die Haut, können sich entzünden. Sie können Schmerzen bekommen und es können sich möglicherweise erneut Eiterbeulen unter der Haut entwickeln. Im schlimmsten Fall kann eine Sepsis ausgelöst werden.

„Sepsis?"

„Eine Blutvergiftung," sagte der Oberarzt ernst, „das wäre für Ihren Metabolismus eine tödliche Gefahr. Wir müssen eine Ausbreitung in jedem Fall verhindern."

„Wie?"

„Bei dieser Indikation müssten wir eine Amputation in Betracht ziehen."

Mein Bein – Amputation!

Filmschnitt, die Farben raus, alle Bewegung tot. Jetzt nurmehr verblassendes Licht in dunklem Schwarzweiß. Lähmende Leere erscheint in einer stummen Totalen des Schreckens, trifft mich in der Mitte und fließt in alle Verästelungen meines Körpers.

Mein Bein wird amputiert!

Nie mehr Joggen, Radfahren, Klettern!

„Sorgen Sie sich nicht," der Arzt hatte mein Entsetzen bemerkt, „bevor es soweit kommt, wird noch viel Wasser den Rhein herunterfließen."

34
Im Dreibettzimmer

„Wie lange werde ich bleiben müssen?“

„Wir können es nicht genau sagen, voraussichtlich wird es etwa eine Woche bis zur nächsten Operation dauern. Danach werden wir Sie sicherlich noch 2-3 Wochen zur Beobachtung hierbehalten.“ Diesmal hatte ich um ein Gespräch mit dem Oberarzt gebeten. Er hatte mir meine Vermutungen und Schlussfolgerungen nach der Aufklärung durch den Kollegen im Wesentlichen bestätigt. Ich wollte nur sichergehen, alle wichtigen Fakten zu kennen und dann über das weitere Vorgehen entscheiden.

„Kann ich bis zur nächsten Operation mit der Physiotherapie weitermachen? Meine Gehübungen mit Krücken? Kann ich weiterhin auf dem Fahrradergometer trainieren?“

„Da sollten Sie jetzt lieber vorsichtig sein! Wir müssen vermeiden, dass sich die Keime in Ihrem Bein aufgrund der Bewegung weiter ausbreiten!“

Mir war klar, was das bedeutete: weniger Bewegung, weniger Kräftigung, weniger Fortschritt, weitere Verzögerung in der Reha. Doch eine Frage war noch offen:

„Warum gerade ich? Wieso hatte ich das Pech einer Entzündung am Implantat?“

„Sie hatten eine offene Femurfraktur, also einen Oberschenkelbruch mit freiliegenden Bruchstellen! Dazu eine Illiumperforation, einen Darmriss, durch den unerwünschte Bakterien in die Bauchhöhle gelangen konnten. Es ist denkbar, dass beim Einrichten der Knochenfragmente und Einschlagen des Implantats im Markraum die Keime im Inneren des Knochens eingeschlossen wurden.

„Woher wissen Sie das alles?"

„Wir sind uns schon einmal begegnet."

„Und wann?"

„Nach Ihrem Unfall: ich war Emergencyleader!"

Das Krankenhaus ist eine eigene Welt, mit eigenen Personen und eigenen Gesetzen. Dort lebte ich nun und traf Menschen, denen ich sonst nie begegnet wäre, nein, ich traf sie nicht, sondern lebte mit ihnen zusammen. Auf engstem Raum, Tag und Nacht.

Ab jetzt verzichtete ich auf das tägliche Radeln und ging nur noch kurze Strecken, zur Toilette, zum Etagenbad und zum Tisch am Ende des Gangs, wo ich meine Mahlzeiten einnahm. Dort hatte ich wenigstens einen Blick über das Klinikgelände und konnte der Enge des Krankenzimmers entfliehen. Zuweilen gesellten sich Mitpatienten zu mir, mit denen ich reden und dabei den Krankenhausalltag aufhellen konnte.

Auch die tägliche Physiotherapie fand jetzt nicht mehr im Geräteraum, sondern hier im Gang am Tisch statt. Nachdem Übungen für die Beine ja verboten waren, hatte ich vorgeschlagen, dass man sich nun vorrangig um meine Hände kümmerte. Seit der Verlegung aus der Reha zurück in die Klinik hatte man nichts mehr daran gemacht, so dass sie wieder steifer geworden waren. Nun hatte ich einmal am Tag 20 Minuten lang Handtherapie und hoffte wenigstens hier auf einen Fortschritt.

Ich hatte den Therapeuten gefragt, ob er ein paar Tipps habe, wie ich auch ohne Geräte, hier im Bett, etwas für meine Muskeln tun könne. Er hatte mir daraufhin einen Expander mitgebracht und Übungen für die Brust- und Armmuskulatur gezeigt. Die machte ich von nun an zweimal am Tag, um auch im Liegen irgendwie weiterzukommen.

So verging die Zeit mit wenig Therapie, viel Warten und ohne Privatsphäre: Krankenhausleben!

Das Nachbarbett stand so dicht, dass ich es mit der Hand hätte berühren können. Mein Nachbar war gesprächig und lebensfroh. Er war anderthalb Jahre zuvor im Schwimmbad mit dem Bein durch einen maroden Ablaufrost eingebrochen und mit einer bösen Schramme augenscheinlich noch ganz glimpflich davongekommen. Nur hatte sich die Wunde infiziert, so dass es im weiteren Verlauf zu einer schweren Entzündung des Beins kam. Seitdem versuchte er nun, der Keime Herr zu werden. Es wollte nicht gelingen, gab immer wieder Komplikationen. Diesmal war er hier, weil sein Bein plötzlich stark angeschwollen war. Nach zehn Tagen im Krankenhaus mit regelmäßiger Antibiotikainfusion waren die Symptome abgeklungen. Nun konnte er entlassen werden.

Die Nächte mit ihm waren unruhig gewesen. Seine Atmung setzte regelmäßig aus und beließ den Schlafenden in einer unheimlichen Stille, bis einige Sekunden später cinc gewaltige Eruption den Schlund erneut öffnete und der verpasste Sauerstoff sich mit lautem Zischen und Krachen seinen Weg bahnte: Schlafapnoe! Da half selbst das beste Ohropax nicht.

Jetzt war mein Nachbar weg und das mittlere Bett leer. Ich hatte eine kleine Hoffnung, vorläufig zu zweit zu bleiben. Dieses Glück hatte ich schon einige Male gehabt.

Schließlich war es bereits Donnerstag, und die Erfahrung zeigte, dass zum Wochenende hin weniger Aufnahmen erfolgten. Das Bett wurde zwar neu bezogen, würde aber, mit etwas Glück, bis zum Montag nicht wieder belegt.

Ich hoffte auf ein ruhiges Wochenende, doch dann kam Herr Rosendorf.

35
Herr Rosendorf

Herr Rosendorf wurde in einem Rollstuhl hereingefahren.

„Wir bringen Ihnen ihren neuen Mitpatienten", sagte die Schwester, schob den Rollstuhl ans mittlere Bett, drehte ihn zu sich und fragte den älteren, hageren Herrn im Schlafanzug „Können Sie sich selbstständig ins Bett umsetzen?"

„Ich bin gestürzt und alles tut mir weh!" Herr Rosendorf schüttelte den Kopf.

„Ich helfe Ihnen, wir versuchen es ganz langsam", sagte die Schwester und versuchte Herrn Rosendorf aufzurichten.

„Ah, au, nein, so geht es nicht!", Herr Rosendorf schrie vor Schmerzen.

Die Schwester ging heraus und kam nach einer Weile mit einer Kollegin zurück. Zusammen schafften sie es schließlich, Herrn Rosendorf in sein Bett zu bringen, begleitet von seinem lauten Wehklagen. Da lag er nun und wurde ruhiger.

„Ich möchte mich bei Ihnen sehr bedanken!", sagte er, „ein alter Herr, wie ich es bin, braucht gelegentlich ein wenig Hilfe. Wie heißen Sie? Wie darf ich Sie anreden?" Er schien bemüht, ein Gentleman zu sein.

„Ich bin Schwester Judith und sie nehmen jetzt bitte ihre Medikamente!", sagte die Schwester, legte ihm seine Tabletten auf das Tischchen und verschwand wieder.

Wir drei Patienten waren unter uns. Herr Rosendorf erzählte:

„Ich bin zu Hause gestürzt, hatte aber Glück, denn meine Lebensgefährtin hat mich schnell gefunden und hierher zur Notaufnahme gebracht. Wir sind seit 25 Jahren zusammen, aber nicht verheiratet und führen ein unabhängiges Leben."

Herr Rosendorf erzählte von sich und seiner Partnerin, wie sie die Tage verbringen, er meist allein und doch verbunden mit dieser guten Frau. Er redete lange und ohne Pause.

Er ist durchaus ein feiner alter Herr, dachte ich, fühlte mich aber ein bisschen unwohl. Er redete mir zu viel.

Die nächsten Tage verliefen weitgehend ereignislos. Herr Rosendorf aß wenig und trank fast nichts. Deshalb bekam er nun Infusionen.

Mitten in der Nacht wachte ich auf, weil es im Zimmer unruhig geworden war. Neben mir stand Herr Rosendorf in gebückter Haltung und lamentierte laut. Er war noch mit dem Infusionsschlauch verbunden, dessen anderes Ende zur Wasserflasche führte, die am Galgen über seinem Bett hing.

„Wo wollen Sie denn hin?", fragte ich.

„Ich muss auf die Toilette", sagte Herr Rosendorf, der sich nun an meinem Bett abstützte. Sein Oberkörper beugte sich über meine Decke.

„Sie hängen ja noch am Infusionsschlauch!", sagte ich, "Sie müssen in Ihr Bett zurück!"

Herr Rosendorf stöhnte, „Ich kann es nicht mehr halten!".

Ich klingelte nach den Schwestern, doch sie kamen nicht mehr rechtzeitig. Die Notdurft fiel direkt neben mein Bett.

Von Tag zu Tag wurde Herr Rosendorf schwächer. Er verließ das Bett nun gar nicht mehr. Jeden Morgen kamen Therapeuten und versuchten ihn zu mobilisieren, wenigstens ein paar Schritte aus dem Bett heraus zu machen. Aber vergebens, Herr Rosendorf klagte über große Schmerzen, schrie und jammerte bei jedem Versuch der Therapeuten, ihn zu bewegen. Sie schafften es nicht, ihn auch nur einen Schritt aus dem Bett heraus zu bringen. Noch immer lehnte er es ab, Schmerzmittel zu nehmen. „Ich habe eine kaputte Leber und vertrage diese Mittel nicht!", klagte er und ließ die Medikamente unangetastet auf seinem Nachtisch stehen.

Die Notdurft verrichtete er nun immer in seinem Bett. Schwestern brachten ihm die Flasche oder, falls Größeres anstand, eine Bettpfanne. Um diese unter seinem Hinterteil zu platzieren, versuchten sie seinen Rücken anzuheben, wurden aber sofort gebremst.

„Halt, aahh, so geht es nicht!", stöhnte Herr Rosendorf. Konnten seine Schmerzen so unerträglich sein?

„Ja, was sollen wir denn machen", die Schwester zuckte mit den Schultern, „nehmen Sie doch Ihre Schmerzmittel, dann tut es nicht so weh!"

Sie zog ihn auf den Topf und verschwand. Herr Rosendorf schrie und jammerte.

Bei der täglichen Visite erfuhr Herr Rosendorf keine Neuigkeiten von den Ärzten. Sie stellten fest, dass ihm eigentlich nichts Wesentliches fehlte.

„Wir sind auf der Suche nach einem Platz im Pflegeheim", sagten sie Tag für Tag aufs Neue.

Auch ich fragte mich, wieso Herr Rosendorf überhaupt hier im Krankenhaus war. Er bekam keinerlei Behandlung, nahm keine Schmerzmittel, lehnte die Krankengymnastik ab und hatte lediglich diese Flüssigkeitsinfusion, auf die er leicht verzichten hätte können, wenn er nur selber etwas trinken würde.

Inzwischen trank er nicht nur wenig, sondern aß auch kaum mehr etwas, nein, schlimmer noch, konnte selbst kleinste Nahrungsmengen nicht bei sich behalten. Dadurch war es auch mir in diesem Krankenzimmer inzwischen unmöglich geworden, meine Mahlzeiten einzunehmen. Die Schwester brachte unsere drei Tabletts herein und stellte jedem Patienten seines auf den Nachtisch. Kaum hatte Herr Rosendorf die ersten kleinen Schlucke gemacht, griff er nach der Spucktüte, die vorsorglich schon neben ihn gelegt worden war. Von grässlichen Würgegeräuschen begleitet bereiteten sich seine Krämpfe ihre Bahn. Es war kaum auszuhalten, mein Bett stand ja gerade mal einen halben Meter entfernt. Kein Gedanke daran, mich nun selbst dem bereitgestellten Essen zuzuwenden. Ich setzte meine Kopfhörer auf, stellte die Musik so laut, dass alle Außengeräusche verschwanden und dachte mich in eine andere Welt.

So war es auch am Freitagabend, gut eine Woche, nachdem Herr Rosendorf eingeliefert wurde. Mit einem Knall öffnete sich die Tür und der Stationsarzt stürzte herein, begleitet von zwei Pflegern.

„Herr Rosendorf, wir verlegen Sie in die Intensivstation!" Der Arzt war sehr erregt: „Wir müssen Ihnen vorher noch eine Kanüle legen."

Hektisch versuchte der Arzt, die Nadel zu platzieren, doch die Venen waren schlecht und rollten immer wieder weg, bis es schließlich doch gelang. Ein Pfleger brachte einen Monitor herein, befestigte Elektroden am Körper von Herrn Rosendorf und verband diese mit dem Gerät. Jetzt wurde jeder Herzschlag von einem Piepton begleitet. Der Pfleger legte den Monitor ans Fußende des Betts.

„Haben wir alles?“, fragte der Arzt. Der Pfleger nickte, „dann los.“

Sie verschwanden mit schnellen Schritten, der Arzt, der Pfleger zusammen mit dem Bett und Herrn Rosendorf, der die ganze Zeit kein Wort gesagt hatte. Einige Momente hörte ich noch das sich entfernende regelmäßige Piepsen des Monitors, dann war es ruhig.

Nun also war Herr Rosendorf auf der Intensivstation. Ich wusste, wie hart das Leben als Patient dort ist, hatte es schließlich selbst lange genug erlebt. Wie mochte es mit ihm weitergehen? Warum überhaupt wurde er jetzt plötzlich auf die Intensivstation verlegt, wo doch all die Tage vorher stets nur von einem Pflegeheim die Rede war?

Was war passiert? Ich rekapitulierte: Ein selbstständiger alter Herr war zu Hause gestürzt und wurde von seiner Lebensgefährtin ins Krankenhaus gebracht. Man fand keine ernsthaften Verletzungen und nahm ihn dennoch auf. Es gab nichts zu behandeln, außer vielleicht den Schmerzen. Doch das lehnte er ab. Er verfiel rapide.

Innerhalb von einer Woche war er zu einem Fall für die Intensivstation geworden.

Würde er das Krankenhaus wieder lebend verlassen können? Und wenn, dann nur als Pflegefall?

Welche Krankheit, welches Leiden hatte all dieses verursacht?

Fehlte die Unterstützung? Nein, es gab sie, die Therapeuten mit ihren Hilfsangeboten, die Schwestern mit ihren Hinweisen, die Medikamente. Warum nahm Herr Rosendorf sie nicht an? Sah er die Zusammenhänge nicht, konnte er sich nicht entscheiden? Hatte er nicht bemerkt, dass die Hauptverantwortung für eine Verbesserung seines Gesundheitszustands bei einem ganz besonderen Menschen lag, nämlich ihm selbst? Oder fehlte ihm der Mut zum Leben?

Ich dachte lange nach, erkannte schließlich: Du brauchst gute Freunde, auf die du dich verlassen kannst. Die wirklich wichtigen Schritte musst du selbst gehen. Du musst dich anstrengen und mitmachen, wenigstens!

Von Herrn Rosendorf habe ich nie wieder etwas gehört.

36
Verlegung

Die Laboranalyse zu meinem Abstrich lag vor: Man hatte den Keim *Enterococcus Faecium* gefunden. Leider gehörte er zur Klasse der hartnäckigen Problemkeime, die nur sehr schwer, möglicherweise überhaupt nicht, zu entfernen sind.

Ein Darmkeim also, der Oberarzt hatte mit seiner Vermutung richtig gelegen, und dazu multiresistent. Noch immer klangen mir die Warnungen aus dem Aufklärungsgespräch im Ohr. Jetzt war es wahrscheinlicher geworden, dass Keime in meinem Bein verbleiben und zu einer chronischen Knochenentzündung führen würden. Und damit das Risiko, dass umliegendes Gewebe nekrotisch und zu einem Herd fortschreitender Vergiftung meines Körpers werden würde, einer tödlichen Lebensgefahr, der man dadurch begegnen müsste, dass man das Bein amputierte.

Der Oberarzt hatte mich beruhigt und gesagt, dass es eine gute Chance auf Heilung geben würde und man noch lange nicht so weit sei, eine Amputation in Betracht zu ziehen. Ich aber war alarmiert und wollte jetzt nichts mehr dem Zufall überlassen.

Nachdem die Komplikation nun eingetreten war, der Keim erkannt und die Risiken benannt waren, wollte ich den Ort der weiteren Behandlung nicht mehr von Fremden bestimmen lassen, sondern eine bewusste Entscheidung treffen. Gewiss, das Städtische Klinikum hatte mich nach dem Unfall in der Intensivstation gut versorgt und mein Leben gerettet. Aber gab es dort auch die besten Spezialisten, um eine Knochenentzündung mit multiresistentem Keim richtig zu behandeln?

In den Gesprächen mit anderen Patienten waren mir Zweifel gekommen. Einer hatte von seinem Freund erzählt, dem eine Amputation seines entzündeten Fußes als letzte mögliche Lösung hier in dieser Klinik vorgeschlagen worden war. Der Bekannte hatte sich in eine Spezialklinik verlegen lassen, wo er von alternativen Therapien erfuhr, entsprechen behandelt wurde und schließlich seinen Fuß behalten konnte.

Ich hatte viel mit Bekannten telefoniert, E-Mails geschrieben und zahlreiche Ratschläge eingeholt. Am Ende gab es eine Lösung, die mir als die bestmögliche erschien, eine berufsgenossenschaftliche Unfallklinik mit einer ausgewiesenen Spezialabteilung für septische Chirurgie, die zudem in einer knappen Autostunde durchaus gut erreichbar war. Mein Ansprechpartner bei der Versicherung hatte mir geholfen, dort kurzfristig einen Termin zu bekommen, am nächsten Mittwoch, zwei Tage später um 12:00 Uhr solle ich mich bei der septischen Ambulanz der Klinik in Ludwigshafen melden.

Natürlich war man im Städtischen Klinikum erstaunt gewesen, als ich sagte, dass ich mich verlegen lassen wolle. Nein, natürlich war ich nicht unzufrieden mit dem Städtischen Klinikum, und es hatte auch nichts mit Misstrauen in die ärztlichen Fähigkeiten hier zu tun. Es ginge ja allein darum, ein Krankenhaus mit einem ausgewiesenen Spezialwissen für die Behandlung genau meiner Komplikation, nämlich die durch Enterococcus Faecium hervorgerufene Osteomyelitis, zu finden.

Dennoch blieb mir ein Zweifel, ob der Oberarzt nicht doch gekränkt war, obwohl ich gewissenhaft versucht hatte, ihm mein Empfinden zu erklären und Verständnis für meine Entscheidung zu bewirken.

Schließlich hatte man versprochen, alle nötigen Unterlagen zu erstellen und ein Fahrzeug für den Transport zu ordern. Zwei Stunden vorher, also um 10:00 Uhr vormittags, möge man mich bitte abholen lassen, hatte ich gesagt, damit es noch Reserve gab, um pünktlich zum Termin um 12:00 Uhr in Ludwigshafen zu sein.

Am Mittwoch um 9:30 Uhr saß ich reisefertig im Rollstuhl und wartete. Es wurde 10:00 Uhr, 10:30 Uhr, 11:00 Uhr. Nichts geschah! Ich war nun ernsthaft beunruhigt und fürchtete, den Termin zu verpassen. Ich fragte im Schwesternzimmer nach, wann es denn losgehen würde.

„Ihre Unterlagen sind noch nicht fertig, Sie müssen sich schon noch gedulden“, sagte die Schwester.

Ich betonte noch einmal eindrücklich, dass ich in Ludwigshafen einen festen Termin hatte und pünktlich da sein wollte, und wie wichtig es für mich sei. Sie aber zuckte nur mit den Schultern und sagte, da könne man nichts machen.

Also fuhr ich zurück in mein Zimmer und wartete weiter. Es wurde 11:30 Uhr und dann 12:00 Uhr, bis endlich die Tür aufging und die Schwester mit einem Briefumschlag hereinkam, in Begleitung eines jungen Mannes.

„Ihr Transport ist jetzt da, und Ihre Unterlagen habe ich auch gleich mitgebracht“, sagte sie.

Ich steckte den Umschlag in meinen Rucksack und verabschiedete mich von der Schwester.

Der junge Mann war der Fahrer des Transporters und Grieche. Er konnte kaum Deutsch und auch kein Englisch, ich konnte kein Griechisch. Doch er war freundlich. Für den Transport hatte er einen Rollstuhl mitgebracht und half mir beim Umsetzen. Der Rollstuhl war viel zu klein. Die Lehne endete am halben Rücken und meine Knie ragten in die Höhe, es war entsetzlich unbequem. *Da musst du durch! Für eine Stunde Fahrt wirst du es wohl aushalten!* Noch ahnte ich nicht, dass es noch schlimmer kommen würde.

Als wir unten beim Transporter waren, bemerkte ich die ältere Frau auf einer Trage im Laderaum: ich war nicht der einzige Fahrgast! Ich wurde im Rollstuhl neben sie geschoben und dort mit Gurten gesichert, dann fuhren wir los. Es ging aber keineswegs hinaus aus der Stadt nach Ludwigshafen, sondern in die entgegengesetzte Richtung stadteinwärts. Ich hatte es bereits bei ihrem Anblick befürchtet: die Frau musste nicht mit mir nach Ludwigshafen, sondern hatte ein anderes Ziel.

Dieses steuerten wir jetzt an und erreichten schließlich, nach einer halben Stunde Fahrzeit, ein Pflegeheim. Der Fahrer ging hinein und kam nach einer Weile mit zwei anderen Personen wieder hinaus. Zusammen verbrachten sie einige Zeit damit, die Frau mitsamt Trage aus dem Wagen herauszuholen und in das Pflegeheim hineinzubringen. Endlich waren sie fertig, der Fahrer kam wieder und steuerte stadtauswärts in Richtung Ludwigshafen.

Nun war ich allein im Laderaum, noch immer angeschnallt auf meinem Rollstuhl. Ich beobachtete den Fahrer durch eine kleine Fensterscheibe in der Wand, die mich von der Fahrerkabine trennte.

Der Grieche fuhr flott, sehr flott und hatte offensichtlich noch viel zu erledigen. Bald griff er zu seinem Handy und telefonierte. Ich fühlte mich gar nicht wohl dabei und erinnerte mich an meinen Unfall, der durch eine Unachtsamkeit des entgegenkommenden Autofahrers verursacht worden war.

Nach dem Verlassen des Stadtgebiets waren wir nun auf einer gut befahrenen Schnellstraße und überholten langsamere Fahrzeuge, während der Fahrer seine Telefongespräche ohne Pause fortsetzte. Eine Hand am Telefon und eine Hand am Lenkrad, immerhin. Irgendwann hörte der Fahrer auf zu telefonieren. Während der Fahrt beugte er sich zum Handschuhfach und wühlte darin herum.

„Stop!", schrie ich, „pass auf!"

Er konnte mich hinter der Scheibe nicht hören.

Genau deswegen bin ich hier! Weil ein angetrunkener Autofahrer die CD in seinem Autoradio wechseln wollte… Sekunden der Panik, dann endlich fand mein Fahrer das Gesuchte: einen Ersatzakku!

Doch noch war die Gefahr nicht gebannt: Während der Fahrt öffnete er das Telefon und bemühte sich, nun mit beiden Händen, den Akku zu wechseln. Dabei hielt er das Fahrzeug mit Knien und Ellenbogen am Lenker agierend einigermaßen in der Spur. Endlich war es geschafft, das Telefon arbeitete wieder und der Fahrer hatte wieder eine Hand für das Lenkrad frei.

Ich war heilfroh, als wir die Klinik endlich unversehrt erreichten. Inzwischen war es 14:00 Uhr geworden. Ich war mehr als zwei Stunden zu spät.

Vielleicht hatte ich ja Glück und kam trotzdem noch dran? Ich hatte schon oft Verzögerungen im Krankenhausbetrieb erlebt, warum also nicht auch hier?

Der Fahrer fuhr mich mit dem Rollstuhl über die Rampe des Transporters heraus, half beim Umsetzen auf einen im Eingangsbereich stehenden klinikeigenen Rollstuhl und verabschiedete sich.

Ich war in eine neue, bessere Klinikwelt eingetreten. Alles klappte plötzlich. Bereits der Aufnahmebereich war gut organisiert, ich musste eine Nummer ziehen und wurde nach kaum zehn Minuten Wartezeit zu einer der Kabinen gerufen.

Ein Mitarbeiter der Aufnahme sah mich im Rollstuhl, stand sofort auf, kam um seinen Tisch, öffnete die Glastür und fuhr mich herein. Ich gab ihm meine Überweisungspapiere. Er tippte in seinen Computer, bedruckte Formulare und gab mir eine Mappe mit Unterlagen. Dann beschrieb er den Weg zur Ambulanz.

Dort wurde ich von einer freundlichen Schwester empfangen, die mir sagte, ich müsse mich noch einen Moment gedulden, die Ärzte kämen gleich. Mir fiel ein riesiger Stein vom Herzen, meine Verspätung war nicht von Belang! Bald kamen die Ärzte, untersuchten mich kurz, stellten einige Fragen und meinten schließlich, sie könnten mich aufnehmen.

Und jetzt war ich also hier, Station 2, Septische Chirurgie, erleichtert und froh. Alles, was ich im Moment erreichen konnte, war gelungen. Doch auch für die nächsten Tage würde ich noch etwas Glück benötigen.

Vielleicht war es mir noch einmal hold?

37
In der Unfallklinik

Fast alles hier war anders als im Städtischen Klinikum – eigentlich war alles besser. Es begann schon mit dem Gebäude, das einen freundlichen Eindruck machte. Es hatte viele große Fenster und war in einer abwechslungsreichen Architektur gebaut, die auf lange dunkle Gänge verzichten konnte. Patienten und Besucher gelangten über großzügig angelegte Innenhöfe mit kurzen Verbindungswegen zu ihrem Ziel.

Auch das Publikum war anders. Natürlich, hier war ich in einer berufsgenossenschaftlichen Unfallklinik und traf auf Menschen, die im Berufsleben standen und durch einen unglücklichen Unfall hierher verschlagen wurden. Es waren zum Teil noch sehr junge Menschen, die mir auf den Fluren begegneten, mit verbundenen Gliedmaßen, teilweise im Rollstuhl und einige, denen ein Arm oder Bein fehlte.

Mit dem Zimmer hatte ich wieder Glück gehabt. Es war zwar ein Dreibettzimmer, doch nur mit einem Patienten belegt, einem netten, jungen Mann, der wegen eines Motorradunfalls schon mehrere Wochen hier war. Ich bekam das Bett am Fenster und hatte einen schönen Blick hinaus über die Parkanlagen der Klinik. Wieder gab es eine breite Fensterbank, wunderbar praktisch zum Abstellen persönlicher Dinge in Reichweite.

Zum Zimmer gehörte ein eigenes Bad mit einer Duschkabine und einem großen Waschbecken, das in eine polierte Granitplatte eingelassen war. Alles war komfortabel und groß genug ausgelegt, so dass ich bequem mit dem Rollstuhl hineinfahren und rangieren konnte. Ja, hier konnte man es aushalten und sich vielleicht sogar ein wenig wohlfühlen!

Das Pflegepersonal war umgänglich und, wie auch schon bei den Kliniken zuvor, waren wieder einmal die Schwesternschülerinnen am nettesten.

Vielleicht war es hier einfacher, nett zu sein, das Publikum war schließlich anders. Es gab weniger alte und hilflose Menschen, weniger Demenzkranke und hier und da auch mal ein ermunterndes Wort von den Patienten.

Wie auch immer, nun hatte auch ich das Glück gehabt, hierher zu kommen.

Jeden Morgen um 8:00 Uhr war Visite, zweimal pro Woche in großer Gruppe zusammen mit dem Chefarzt, die anderen Tage mit dem Stationsarzt und einem Pfleger. Anders als im Städtischen Klinikum waren hier die Ärzte gut vorbereitet. Dort hatten sie in meiner Anwesenheit über mich diskutiert, hier redeten sie mit mir und informierten mich über ihre Einschätzungen und das weitere Vorgehen.

Einmal am Tag kam eine Physiotherapeutin ins Krankenzimmer und machte 20 Minuten therapeutische Übungen mit uns. Sie hatte ein Theraband dabei und zeigte mir Übungen, die ich selbstständig im Bett machen konnte, für Rücken, Arme und auch die Beine.

„Wir haben im Haus im Kellergeschoss eine Gehschule“, sagte sie, „wenn Sie Lust haben, können Sie dort vorbeikommen und mitmachen. Es ist jeden Morgen von 10:30 Uhr bis 11:00 Uhr.“

Natürlich hatte ich Lust! Gleich am nächsten Tag fuhr ich mit dem Rollstuhl hinunter zur Gehschule, vor der sich bereits eine kleine Gruppe von anderen Patienten versammelt hatte und wartete. Pünktlich um 10:30 Uhr öffnete sich die Tür und unsere Therapeutin ließ uns hinein.

Wir kamen in einen großen hellen Raum mit allerlei Geräten, darunter mehrere Barren, Sprossenwände, eine kleine Übungstreppe, Rollatoren und Gehböcke. Die anderen drei Patienten waren offensichtlich schon öfter hier gewesen. Sie bekamen nur kurze Erklärungen und begannen dann selbstständig zu üben.

Für mich nahm sich die Therapeutin mehr Zeit und fragte, was ich schon alles könne, was ich schon früher geübt habe und welche Einschränkungen sie bei den Gehübungen beachten müssten. Nachdem ich alles erklärt hatte, schlug sie vor, am Gehbarren zu beginnen.

„Stützen Sie sich mit den Armen so weit ab, dass Sie Ihr linkes Bein mit maximal 20 Kilo Gewicht belasten“, sagte die Therapeutin.

Ich fuhr mit dem Rollstuhl ans Ende des Geräts, konnte mich aufrichten, indem ich mich an den Holmen des Barrens abstützte und versuchte dann vorsichtig die ersten Schritte. Es ging erstaunlich leicht!

In der Mitte des Gerätes war eine Waage im Boden eingelassen, die ich bei meinen Gehversuchen mit dem linken Bein betreten sollte und dann prüfen konnte, ob es auch wirklich weniger als 20 Kilo Belastung hatte. Ich war überrascht, nur 15 Kilo abzulesen, hatte also genügend Reserve, um etwas weniger Kraft auf die Arme und Holme und mehr auf das Bein zu nehmen. Endlich, endlich stand ich wieder auf eigenen Beinen und konnte sogar einige Schritte gehen.

Beim ersten Mal beschränkte sich die Übung auf die wenigen Schritte zwischen den Holmen hin und wieder zurück, doch bereits am zweiten Tag zeigte mir die Therapeutin, wie ich mit einem Gehbock auch ohne Barren vorwärtskommen konnte.

„Der Gehbock ähnelt in seiner Funktion einem Rollator“, erklärte mir die Therapeutin, „eignet sich aber auch für Einbeinige“.

Dazu gehörte ich mit meinen 20 Kilo Maximalbelastung links ja nun auch irgendwie. Ich stützte mich mit beiden Armen auf das vierbeinige Aluminiumgerät und ging mit dem rechten, gesunden Bein einen kleinen Schritt vor, während mein Körpergewicht fast vollständig auf den Armen ruhte. Damit hatte ich kaum Gewicht auf meinem linken Bein, wie im Barren. Dann verlagerte ich mein Gewicht auf das gesunde rechte Bein, setzte das Gestell mit den Armen einen halben Schritt nach vorne und zog das linke Bein nach. Das dauerte seine Zeit, funktionierte aber auch für längere Strecken.

Nach einigen Tagen wagte ich mich an die ersten Schritte mit Krücken. Einige Wochen zuvor war ich zwar schon ganz ordentliche Strecken mit Krücken gelaufen, aber damals war das linke Bein noch voll belastbar gewesen. Jetzt brauchte ich eine besondere Technik, um das linke Bein weitestgehend zu entlasten: die Dreipunkttechnik. Letztlich funktionierte es so, wie ich es in meiner Jugend zuweilen bei einbeinigen Kriegsversehrten gesehen hatte: Die standen fest auf ihrem Bein, setzten die beiden Krücken gleichzeitig nach vorn, stützten sich in leicht vornübergebeugter Schräglage darauf ab, pendelten ihren Körper zwischen den Krücken hindurch und setzten das Bein, nun vor den Krücken, fest wieder ab. Genauso machte ich es nun auch, allerdings deutlich weniger schwungvoll, denn noch immer hatte ich sehr wenig Kraft. Dafür aber hatte ich ein zweites Bein, das zwar nicht viel tragen, aber immerhin etwas helfen konnte, mich im Gleichgewicht zu halten.

Jetzt musste ich noch lernen, eine Treppe zu bewältigen. Dafür gab es in der Gehschule eine kleine Übungstreppe mit wenigen Stufen, die ich mit meinem Rollstuhl anfahren konnte. Auch hier war mein Fortkommen dem Gang eines Einbeinigen sehr ähnlich. Im Prinzip funktionierte es wie beim Gehbock, nur war die eine Hand am Geländer und die andere an der Krücke. Jetzt allerdings musste ich kräftiger zugreifen, denn während ich mich mit den Armen hielt, musste ich das gesunde Bein schließlich nicht nur nach vorne bringen, sondern eine Stufe hinauf. Erst dann konnte ich das gesunde Bein mit Unterstützung der Arme durchdrücken und damit eine Stufe an Höhe gewinnen. Das linke Bein zog ich einfach hinterher und stellte es auf der nun erreichten höheren Stufe ab. So übten wir ab nun die Stufen regelmäßig.

Nach vierzehn Tagen verabredete ich mich mit der Therapeutin vor den Aufzügen, um einen Versuch im großen Treppenhaus zu wagen. Auch hier gab es auf beiden Seiten Geländer. Sie hielt mir die schwere Tür auf und ich startete. Genau wie im Übungsraum ging ich zunächst hinauf, die Therapeutin dicht hinter mir, um mich im Notfall aufzufangen. Schritt für Schritt gewann ich an Höhe, hatte ich doch den Bewegungsablauf intensiv geübt. Wie weit würde ich kommen?

Zunächst das halbe Stockwerk, bis zum Absatz. Dann um die Kurve, ein paar leichtere Schritte auf der Ebene und weiter, die zweite Hälfte. Dann hatte ich es geschafft!

„Nicht schlecht“, sagte die Therapeutin, „ich hole Ihnen einen Stuhl. Dann können Sie sich einige Minuten ausruhen.“

Ich aber war jetzt hochmotiviert und wollte gleich zurück. Schritt für Schritt gingen wir hinunter, sie jetzt voraus, bis wir schließlich wieder bei meinem Rollstuhl waren. Jetzt war es Zeit für eine Pause! Ich war hochzufrieden, ein ganzes Stockwerk hatte ich geschafft, herauf und wieder herunter. Das letzte große Hindernis auf meinem Weg zurück in ein selbstständiges Leben war überwunden!

Noch immer gab es zahlreiche Baustellen an meinem Körper: das entzündete und nicht benutzbare Bein, mein linker Arm, den ich nicht drehen konnte, die steifen Finger, die fehlenden Muskeln und steifen Gelenke, die Rückenschmerzen, die fehlende Kraft und Kondition, … die Liste war lang. Doch keine dieser Einschränkungen war groß genug, um mich zum Pflegefall zu machen.

Ich hatte alle wesentlichen Bausteine, um alleine weiter üben zu können und mein großes Ziel zu erreichen: fit für zu Hause!

Für das entzündete Bein konnte ich nichts tun, nur hoffen, dass die Antibiotika in meinen Tabletten und in dem implantierten Zement die unerwünschten Keime töten würden. Für einige Wochen noch würde ich das Bein schonen müssen, bis die Bruchstellen stark genug zusammengewachsen wären. Dann würde ich mit dem Training auch des linken Beines beginnen können. Bis dahin gab es genügend andere Baustellen, denen ich mich widmen konnte.

Meine Therapeutin hatte mich zur „Oberkörpergruppe“ eingeladen. Hier kamen mehr Teilnehmer als zur Gehschule, ein Kreis von vielleicht zehn Patienten, die teilweise auf Hockern und teilweise im Rollstuhl saßen. Der Therapeut verteilte Hanteln, stellte eine flotte Musik an und begann mit den Übungen. Hey, hier ging wirklich die Post ab! Fast war es wie früher im Fitnessstudio! Ich musste mich anstrengen und die Zähne zusammenbeißen, um die zwei Minuten durchzuhalten, bis der Therapeut endlich zählte: 10, 9, 8 … 3, 2, 1 ... und Pause. Dann erklärte er kurz die nächste Übung und wieder ging es los.

Die Therapie hier war ein ganzes Stück anspruchsvoller als die Gruppentherapie in der Reha. Ringelpiez mit Anfassen, hatte ich so manches Mal gedacht, wenn wir im Kreis saßen und uns Bälle zurollten oder mit der Hand abwechselnd das linke oder rechte Knie berühren sollten. Ich hatte mich regelmäßig unterfordert gefühlt.

Ganz anders hier: Unter den Teilnehmern waren kräftige junge Kerle, die wegen eines Unfalls nun im Rollstuhl saßen, aber sonst offensichtlich wenig von ihrer Power eingebüßt hatten.

Am Ende der halben Stunde war ich jedes Mal geschafft, aber zufrieden: es ging aufwärts!

38
Im Park

Ich hatte meinen eigenen Rollstuhl bekommen! Vor etwa zwei Monaten, als ich noch gar nicht lange in der Reha gewesen war, hatte sich meine Therapeutin um die Verschreibung und Beschaffung gekümmert. Das war Anfang Juni, also gut drei Monate nach meinem Unfall. Es hatte im Lager keinen wirklich passenden Rollstuhl wir geben, alle waren zu groß, zu breit, zu niedrig, so dass wir schließlich mit einer Behelfslösung leben mussten.

Ein Techniker des kooperierenden Sanitätshauses kam nach einigen Tagen vorbei, vermaß meinen Körper wie ein Schneider und nannte mir Optionen für die technische Ausstattung. Durch meine Erfahrungen und Gespräche mit anderen Patienten hatte ich inzwischen recht gute Vorstellungen von einem perfekten Rollstuhl: eine in der Neigung verstellbare Rückenlehne, leicht laufende Hochdruck-Luftreifen, ein rutschfester Gummiüberzug auf den Antriebsringen – und natürlich – die richtige Größe! Alle nicht unbedingt erforderlichen Zubehörteile ließ ich weg, das hatte der Mitarbeiter des Sanitätshauses auch geraten. „Kostet alles nur Gewicht, lassen Sie es weg,“, war seine Empfehlung, „Sie haben es schwerer, schnell vorwärts zu kommen.“

Nun also war mein Rollstuhl da, mit allen gewünschten Merkmalen und in meiner Wunschfarbe Rot. Der Techniker optimierte die Einstellungen und erklärte noch einige Details: das Abnehmen der Fußstützen, die Einstellung der Armlehnen und, ganz besonders wichtig, wie ich die Neigung der Rückenlehne auch allein verändern konnte. Die

Verbesserung gegenüber früheren Rollstühlen war bemerkenswert! Ich saß deutlich bequemer und kam viel schneller vorwärts. Vorher fühlte ich mich wie beim winterlichen Schneeschuhlaufen: ich kam voran, musste aber jeden einzelnen Schritt erarbeiten. Jetzt fühlte ich mich wie ein Skilangläufer und konnte durch gelegentliche Schübe mehrere Meter gleitend zurücklegen.

Meinen ersten größeren Ausflug ohne fremde Hilfe machte ich in den Klinikpark. Einige Tagen zuvor war ich schon einmal dort gewesen, zusammen mit meiner Schwester und ihrem Mann, die mich besucht und dorthin geschoben hatten. Wir hatten einen kleinen See in der Mitte des Parks umrundet und dabei einen Fischreiher und eine Entenfamilie entdeckt, die man von einem schattigen Rastplatz in der Nähe des künstlichen Zulaufs gut beobachten konnte.

Jetzt war ich alleine hier. Ein kleines Bächlein rieselte über die Steine des künstlich angelegten Betts und verlor mit einigen Windungen über eine Strecke von drei Metern vielleicht fünfzig Zentimeter Höhe. Dort wollten die Entenküken unbedingt hinauf! Das erste, mutigste, versuchte sein Glück, watschelte mit den kleinen Füßchen auf den glatten Steinen stromauf und unterstützte den Gang mit heftigen Flügelschlägen, fliegen konnte es noch nicht.

Lange beobachtete ich die Bemühungen, sah die vielen Fehlversuche und erneuten Anläufe, bis das kleine Wesen endlich, sichtlich erschöpft, an eine etwas flachere Stelle des Baches gelangt war und dort verschnaufte. Nun wollte das nächste Küken auch hinauf, hatte aber ebenfalls zunächst keinen Erfolg und brauchte, wie sein Vorgänger, viele Versuche, bis es schließlich oben angelangt war. Die anderen Geschwister waren bereit und warteten, bis die Strecke frei war und sie den erfolgreichen Abenteuern nacheifern konnten. Die Entenmutter war an all dem nicht beteiligt und hielt sich in angemessener Entfernung, um das Geschehen zu beobachten.

Fasziniert schaute auch ich eine Zeit lang zu und war beeindruckt von der Energie und Willenskraft der kleinen Tiere.

Nun gut, schließlich wurden sie auch exzellent verpflegt, denn immer wieder kamen Patienten und hatten ihren Spaß daran, die Enten mit Brotresten zu füttern. Auch ich war zu der Meinung gekommen, dass das ab 16:45 Uhr auf den Stationen ausgereichten Abendbrot beim Füttern am See den größten Nutzen hatten.

Am anderen Ende des Sees gab es auf einem kleinen Brücklein neben Schilf und Büschen eine Bank mit schönem Blick auf das gegenüberliegende mit Gras bewachsene Ufer. Bereits bei meinem ersten Besuch dort hatte ich den Fischreiher gesehen. Er stand so reglos am Ufer, dass ich zunächst zweifelte, ob es wirklich ein lebendes Tier oder nicht vielleicht doch ein künstliches Objekt war. Nein, es war ein Fischreiher! Gelegentlich bewegte er den Kopf, dann wieder ging er einige Schritte, um seinen Standort zu verbessern und danach erneut eine lange Weile reglos zu verharren.

Nun also war ich zum ersten Mal alleine hier, mit meinem neuen Rollstuhl. Ich beobachtete die Enten und den Fischreiher und freute mich über meine neu gewonnene Mobilität, die mir diesen angenehmen Teil des Kliniklebens erschloss. Mein Lieblingsplatz war auf der Brücke, wo ich im neuen Rollstuhl recht bequem sitzen konnte, indem ich die Lehne nach hinten neigte, die Beine auf dem Geländer abstützte und meine steifen Finger dehnte und dabei dem Fischreiher zusah.

Dieser hatte eine unglaubliche Geduld! Eine schier endlos erscheinende Zeit stand er reglos. Nichts passierte, selten bewegte er den Kopf und noch seltener veränderte er seinen Standort und ging einige Schritte, um dann wieder reglos stehen zu bleiben. Ein einziges Mal passierte dann doch etwas: Mit einer blitzschnellen Bewegung stieß der Fischreiher seinen Schnabel ins Wasser und zuckte dann mit dem Kopf einige Male in die Höhe. Im langen, schlanken Hals des Fischreihers gab es jetzt eine dicke Stelle, die sich pulsierend bewegte und langsam nach unten wanderte. Ein Fisch, vielleicht ein Frosch.

Das lange Warten hatte sich gelohnt. Für mich und vor allem aber für den Fischreiher, denn der bekam kein Entenbrot.

Ich machte diesen Ausflug an den See immer wieder gerne. Es war beruhigend, in dieser idyllischen Natur zu verweilen. Auch viele andere Patienten kamen in den Park, entfernten sich aber meist nur wenige Meter vom Gebäude, um dort Zigaretten zu rauchen. Hier auf der Brücke am See war ich meistens allein mit mir und meinen Beobachtungen und Gedanken.

Geduld ist das Wichtigste in der Reha, hatte man mir bereits ganz am Anfang gesagt. Noch wichtiger aber sind Disziplin und Ausdauer, hatte ich später für mich ergänzt. Mit Entenküken und Fischreiher fand ich die wahren Meister in diesen Disziplinen!

Vierter Teil

Vorbereitung aufs Leben

39
Zurück in der Reha

Nach zweieinhalb Wochen konnte ich aus der berufsgenossenschaftlichen Unfallklinik entlassen werden. Es hatte dort keinen weiteren Eingriff gegeben, aber dennoch war ich froh, dass ich mich dorthin hatte verlegen lassen. Im Falle einer Komplikation hätte ich die bestmögliche Beratung und Behandlung bekommen, da war ich mir sicher.

Die nächsten Schritte waren klar: Ich würde zurück in die Reha kommen, und hatte sechs Wochen später einen weiteren Operationstermin, bei dem die provisorische mit einem Antibiotikum getränkte Zementfüllung meines Oberschenkelknochens entfernt werden würde. Gleichzeitig würde man einen Eindruck von der Festigkeit des Knochens bekommen und einen Abstrich machen, um sicherzugehen, dass die Keime verschwunden wären.

Endlich war ich wieder zurück in der Reha. Sogar ein Einzelzimmer bekam ich! Nach fast einem halben Jahr in Kliniken und Krankenhäusern hatte ich zum ersten Mal nachts wieder etwas Privatsphäre und tagsüber einen Rückzugsraum.

Das Zimmer war nicht ideal, es war nicht rollstuhlgerecht und außerdem ging das Fenster nach Süden zur Straße hinaus. Es war inzwischen Hochsommer geworden und wurde tagsüber richtig heiß. Nachts musste ich das Fenster geschlossen halten, weil sonst die Straße mit ihrem Verkehr zu laut gewesen wäre. Nun gut, es war trotzdem auszuhalten, allemal besser als schnarchende Nachbarn.

Der Weg ins Bad und zur Toilette war etwas mühsam. Beim ersten Mal versuchte ich es mit dem Rollstuhl und kam millimetergenau gerade noch hinein, aber fast nicht mehr hinaus, denn drinnen war es viel zu eng zum Rangieren. Also musste ich es anders probieren.

Ich erinnerte mich an meine Versuche in der Gehschule und nahm den Gehbock. Mit ihm kam ich durch die Tür ins Bad, bis zur Toilette, konnte mich umdrehen und auch den Stuhl vor dem Waschbecken erreichen. Etwas umständlich war es schon, mit dem Rollstuhl zum Gehbock in der Zimmerecke zu fahren, dort aufzustehen, mit dem Bock quer durchs Zimmer und schließlich ins Bad zu hoppeln, wo ich mich noch auf einem Bein umdrehen musste um endlich aufs Klo zu gelangen. Das dauerte seine Zeit, doch Zeit hatte ich ja genug. Manchmal aber war Eile geboten, um einem dringenden Bedürfnis rechtzeitig nachzukommen.

Ich musste den Weg zur Toilette oft antreten. Noch immer war mein Darm von den wochenlangen Antibiotika völlig außer Kontrolle und es gab Tage, an denen ich zehnmal aufs Klo musste. Manchmal wurde es eng, besonders nachts, wenn ich aufwachte und merkte, dass es wieder einmal so weit war. Lichtschalter finden, Kopfteil des Bettes hochfahren, auf die Bettkante setzen, in den Rollstuhl umsetzen, zum Gehbock fahren, sich aufrichten, ins Bad hoppeln und aufs Klo setzen. Verdammte Scheiße, dachte ich so manches Mal, das war jetzt wirklich knapp! Zweimal war es mehr als knapp. Verdammte Scheiße!

Man hatte mir ein anderes Zimmer in Aussicht gestellt, aber ich wollte nicht drängeln. Ich wollte kein Risiko eingehen, eventuell in ein Zweibettzimmer verlegt zu werden, das ich nun gar nicht wieder haben wollte. Also blieb ich ruhig und arrangierte mich mit der heißen Südseite, dem nächtlichen Straßenlärm und dem regelmäßigen Hindernisparcours zum Klo.

„Wir haben ein rollstuhlgerechtes Zimmer für Sie. Sie sollen gleich umziehen", sagte eines Morgens überraschend die Schwester. „Ich helfe Ihnen beim Packen."

Als wir den Gang hinunterfuhren, war mir genau bewusst: links ist die Südseite mit der lauten Straße, rechts der kühle Norden mit dem ruhigen Park. Am Ende des Ganges wandte sich die Schwester tatsächlich nach rechts und öffnete die Tür.

„Das Zimmer ist viel größer als vorher und rollstuhlgerecht", sagte sie und ging hinein.

Ich folgte ihr und war sprachlos: ein großes, helles Zimmer mit breiter Fensterfront, durch die man auf einen wunderschönen Park mit Laub- und Nadelbäumen sah. Über die Baumspitzen hinweg ging der Blick über die Ausläufer des Ortes weit über die wellige Landschaft des nördlichen Schwarzwalds. Zum Bad führte eine breite Schiebetür, für meinen schmalen Rollstuhl mehr als ausreichend.

Die Schwester öffnete ein Fenster und ich hörte Vogelstimmen. Alles passte!

40
Der Speisesaal

Der Speisesaal war einer der schönsten Orte in der Reha.

Früher hatte ich überhaupt nichts gefrühstückt und war gleich ins Büro gefahren, wo ich später, gegen elf, ein Kuchenstück zu meinem Kaffee aß. Hier freute ich mich auf das Frühstück. Kurz vor sieben wurde ich geweckt, bekam meine Medikamente für den Tag, ging ins Bad, zog mich an und fuhr mit dem Rollstuhl hinunter in den Speisesaal, wo ich gegen 7:30 Uhr eintraf.

Um diese Zeit herrschte hier bereits ein reges Leben. Joghurt, Früchte, Marmelade, Müsli und viele andere Speisen waren an zwei Bufetts hergerichtet. An einer anderen Stelle gab es frisches Brot und Brötchen und irgendwann entdeckte ich auch die Spender mit Apfel- und Orangensaft. Kaum hatte ich die breite Glastür zum Speisesaal durchfahren und mich in Richtung Buffet gewandt, näherte sich eine der freundlichen Angestellten.

„Guten Morgen! Können wir Ihnen behilflich sein?"

Sie nahm sich ein Tablett, ging langsam mit mir am Buffet entlang und hörte geduldig meinen Wünschen zu, während sie Schälchen und Teller füllte. Dann half sie mir, einen guten Platz zu finden.

Meist war es ein Tisch nicht weit vom Eingang, der speziell für Rollstuhlfahrer reserviert war. Man konnte von zwei Seiten bequem an ihn heranfahren und hatte an diesen beiden Seiten praktischerweise die Stühle gleich weggelassen. Nun war es mein Stammplatz geworden. Von hier hatte ich einen Blick über den ganzen Speisesaal mit seinen vielen Tischen und den dort sitzenden Personen. Auch andere hatten ihre Stammplätze.

Ganz hinten saßen immer die arabischen Männer, leicht erkennbar an ihren langen Gewändern und Bärten. Es hieß, dass diese Gäste gute Zahler seien und die Rehaklinik durch diese Kunden ein gutes Geschäft mache.

Ansonsten gab es kaum Ausländer, ja, die meisten Gäste kamen aus der Umgebung und sprachen den lokalen Dialekt. An vielen Tischen waren immer wieder die gleichen Gruppen zu sehen, Stammplätze also auch dort.

Die meisten Patienten waren wesentlich mobiler als ich und kamen zu Fuß, wenn auch zumeist mit Gehhilfen. Viele kamen mit zwei Krücken, andere mit dem Rollator, manche hatten nur einen Stock und einige gingen ganz ohne Gehhilfe. Einige wenige kamen in sportlicher Kleidung mit federnden Schritten herein und setzten sich dann schwungvoll an ihren Platz. Ich war beeindruckt und fragte mich, aus welchem Grund diese Menschen wohl hier sein mochten. Im Rollstuhl war außer mir fast niemand.

Obwohl es zum Frühstück keine Sitzordnung gab, traf ich an meinem Stammplatz oft mir bereits bekannte Patienten. Wir hatten uns beim ersten Treffen vorgestellt und wussten, was uns hierher verschlagen hatte. Die nächsten Male kam es darauf an: Würden wir über unser heutiges Therapieprogramm reden, über die schlechte Planung lästern, das Essen kritisieren, dann wäre es auch für mich ein einfaches Gespräch mit vielen Einstiegspunkten, doch letztlich schal. Oder fanden wir bessere Themen? Solche, die mich aufbauten und gestärkt den Tag beginnen ließen, vielleicht aber auch nur interessant oder nützlich waren. Mit einigen Bekannten gelang dies immer.

Bereits bei meinem ersten Aufenthalt vor zwei Monaten hatte ich eine Rollstuhlfahrerin getroffen, eine von diesen fröhlichen Menschen, mit denen man ganz schnell ins Gespräch kommt. Sie hatte zu vielen Dingen eine positive Einstellung und lachte oft. Von ihr hatte ich damals den Tipp mit den Luftreifen: „Ein Rollstuhl mit Hochdruckreifen fährt sich viel leichter", sagte sie, „schauen Sie sich einmal um: Alle Rollstühle hier in der Reha haben Vollgummi, auch Ihrer."

Sie selber war wegen einer fortgeschrittenen Multiplen Sklerose auf den Rollstuhl angewiesen. Ihre Krankenversicherung genehmigte ihr zuweilen einen Rehaaufenthalt, mit dem sie einer weiteren Verschlimmerung der Symptome etwas entgegenwirken konnte. Eine wirkliche Heilung würde sie nicht erwarten, erklärte sie mir, und damit das Schicksal aller an multipler Sklerose erkrankten Menschen teilen, es gäbe keine gute Prognose.

Sie war eine der wenigen Patienten, die ich regelmäßig am Motomed sah. Im Geräteraum traf ich sie bei Kraftübungen, manchmal waren wir die einzigen.

Ich bewunderte Lebensmut und Fröhlichkeit dieser Frau. Wie viel besser ging es mir doch im Vergleich zu ihr, schließlich durfte ich hoffen, eines Tages den Rollstuhl verlassen und wieder richtig gehen zu können!

Jürgen war wegen der Folgen einer FSME Infizierung hier. Die Krankheit hatte einen ungewöhnlich heftigen Verlauf genommen und Jürgen war mehrere Tage ins Koma gefallen.

Er war mir schon bald aufgefallen, weil er sehr unsicher ging und den Kopf ungewöhnlich weit nach vorne herunterhängen ließ.

„Ich hatte einfach noch nicht die Kraft, meinen Kopf aufrecht zu tragen", sagte Jürgen später, „inzwischen ist es besser. Doch auch jetzt noch kann ich meine Arme kaum heben. Meine Beine haben sich am schnellsten wieder erholt: das Gehen geht wieder!

Mittlerweile kam Jürgen ohne Rollator in den Speisesaal. Als ich ihn beim Frühstück sah, setzte ich mich sofort dazu. Vor ihm stand ein dampfender Pappbecher: er hatte sich in der benachbarten Cafeteria einen Cappuccino gekauft!

„Nicht schlecht, ein Morgenkaffee aus der Espressomaschine", grinste ich, „schmeckt wirklich besser!"

Jürgen lachte: „Nein, nein, keineswegs, der Kaffee ist von hier. Ich nehme den Pappbecher, weil mir die Tassen zu schwer sind. Doch wo wir schon beim Thema sind: kannst du mir grad mal nachschenken? Die Kaffeekanne ist mir nämlich auch zu schwer. Aber nur halb voll bitte, sonst krieg ich selbst den Pappbecher nicht mehr hoch."

Ich schenkte ein und fühlte mich gut. Es gab tatsächlich etwas, mit dem auch ich schon behilflich sein konnte.

41
Im Bad

Endlich war es soweit: Ich durfte in das Therapiebad.

Bereits in der allerersten Rehaklinik hatte es ein Hallenbad gegeben, aber es war völlig ausgeschlossen gewesen, dass ich es benutzen konnte. Ich war viel zu schwach, um dort etwas Sinnvolles zu machen, geschweige denn, überhaupt hineinzukommen. Außerdem trug ich permanent Windeln, ein Umstand, den ich damals noch als selbstverständlich hingenommen hatte. Erst später, in der zweiten Rehaklinik, machte ich mir Gedanken darüber: sie waren völlig überflüssig – und äußerst lästig: der heiße Sommer entwickelte in der hermetischen Kapselung meiner Unterwelt ein Dschungeleklima mit Feuchtbiotop, das sich überaus unangenehm anfühlte. Sobald ich es schaffte, mir meine Hose selber anzuziehen, ließ ich die Windel einfach weg. Es hat nie wieder jemand danach gefragt.

Dann aber hatte ich noch immer diese offene Wunde am Bein gehabt, eine handtellergroße Stelle, die entstanden war, als man dort ganz kurz nach meinem Unfall Haut entnommen und auf eine andere verletzte Stelle verpflanzt hatte. Nur wollte und wollte die Entnahmestelle nicht richtig verheilen.

„In diesem Zustand können wir Sie unmöglich für das Bad frei geben“, hatte mich der Stationsarzt gleich nach meiner Ankunft wissen lassen. Damit war die Sache für ihn erledigt.

Alle ein bis zwei Tage wechselten die Pfleger den Verband und begutachteten die Wunde, die manchmal etwas besser und manchmal etwas schlechter aussah, im Großen und Ganzen aber unverändert blieb, und das über Wochen.

„Woran liegt es, dass diese Wunde bei mir nicht heilt?“, fragte ich bei der Visite.

„Ihre körperliche Konstitution ist schlecht“, sagte der Stationsarzt, „deswegen heilt die Wunde nicht.“

Wieder hatte ich den Eindruck, dass damit die Sache für ihn erledigt war.

Das änderte sich erst, als ich wegen der Milzkomplikation in die Klinik zurück verlegt worden war und der Verband dort einfach weggelassen wurde. Ob aus Bequemlichkeit oder medizinischer Indikation war unklar, aber egal, das Ergebnis war gut. Die Wunde fühlte sich offensichtlich an der frischen Luft sehr wohl und war bereits nach wenigen Tagen deutlich besser und trocken.

Doch dann kamen neue Operationen, erst die Milz und dann das Bein und dann noch einmal das Bein und brachten in Folge jedes Mal neue Wunden und Nähte. Als alles vorüber war und meine Entlassung anstand, hatte ich vorsichtshalber bereits in der Unfallklinik nachgefragt:

„Wie lange muss ich noch warten, bis ich mit den verheilten Nähten ins Therapiebad darf?“

Sicher ist sicher, lieber mit einer Meinung in die Reha zurückkommen, als dort erneuten Unwägbarkeiten ausgesetzt zu sein und möglicherweise erneut für das Wasser gesperrt zu werden.

„In einer Woche sind die Narben gut genug verheilt“, hatte der Oberarzt mir gesagt, „dann können Sie bedenkenlos wieder ins Wasser.“

Genau so hatte ich es, wieder zurück in der Reha, dann bei der Visite vorgebracht. Diesmal klappte es.

„Na gut, von mir aus soll es in Ordnung sein. Gehen Sie auf ihre Therapeutin zu und üben Sie mit ihr zusammen, alleine dürfen Sie nicht hinein!"

Nun also endlich im Schwimmbad! Ich hatte mir die Badehose angezogen und es mit einigen Mühen geschafft, meinen Rollstuhl durch die Schwingtür in den Umkleideraum zu fahren, hatte meine Kleidung abgelegt und war schließlich durch die nur noch mit einem Vorhang verschlossene Türöffnung in die kleine Badehalle gerollt.

Das Becken maß vielleicht 8 mal 20 Meter und war menschenleer. Am Rand führten Treppenstufen ins Wasser hinein, rechts und links mit einem Geländer gesichert. Am Seitenrand des Beckens sah ich eine Hebevorrichtung, ähnlich den Kränen, die ich in Yachthäfen beobachtet hatte, wenn Boote ins Wasser gelassen wurden. Es konnte eigentlich nichts schiefgehen, im schlimmsten Fall könnte man mich mit dem Kran wieder herausziehen.

Die Therapeutin war schon da. „Fahren Sie doch mit dem Rollstuhl bis an das Treppengeländer vor, fallen Sie mir dabei aber nicht ins Wasser hinein", sagte sie. „Versuchen Sie aufzustehen und die Stufen ins Wasser hinabzugehen. Schön langsam und ganz vorsichtig, dabei am Geländer mit beiden Armen abstützen".

Ich probierte es, schön langsam und ganz vorsichtig. Es war glatt. Jetzt nur nicht ausrutschen, und immer nur maximal 20 Kilo auf dem linken Bein! Mit jeder Stufe, die ich tiefer ins Wasser kam, machte mich der Auftrieb des Wassers leichter. Die letzten beiden Stufen ging ich bereits ganz ohne Geländer, stand schließlich bis zur Brust im Wasser und spürte, wie mein Gewicht jetzt weitgehend vom Wasser getragen wurde.

Ich schätzte, dass etwa zwei Drittel meines Körpervolumens unter Wasser waren und damit maximal ein Drittel meines Gewichts als Last auf den Beinen verblieb, bei 55 Kilo Gewicht also weniger als 20 Kilo, leicht genug auch für das kranke Bein.

Ich machte erste kleine Schrittbewegungen und merkte, dass ich mich mit den Armen im Wasser ganz leicht ausbalancieren und unterstützen konnte. Schritt für Schritt kam ich vorwärts, ganz leicht war es. Allein wieder gehen, ein sensationelles Gefühl! Ich ging die ganze Länge des Schwimmbades hinunter, kehrte um, ging dann zurück und wieder hin und wieder zurück.

Das Schwimmbad hatte an zwei Seiten große Fenster die sich zum Park hin öffneten. Ich sah die Büsche und Bäume und über eine kleine Lichtung hinein in den Wald. Durch die Zweige blinzelten einige Sonnenstrahlen. Es fühlte sich an wie ein erster Spaziergang draußen in der Natur nach so langer Zeit. Ich war glücklich.

„Es muss schön für Sie gewesen sein", sagte die Therapeutin nachdem ich aus dem Wasser wieder herausgestiegen war, „Ihre Augen haben richtig geleuchtet."

Sie hatte ja so Recht!

42
Der Psychologe

In der ersten Rehaklinik war eines Morgens in meinem Krankenzimmer ein dunkel gekleideter junger Mann erschienen, den ich zunächst für den Pfarrer hielt.

„Guten Morgen! Ich bin Herr Wetter und der Psychologe in dieser Klinik“, hatte er sich vorgestellt. Dann plauderten wir ein Weilchen. Ob ich mit meinem Schicksal hadere, wie ich mich fühle, ob ich seelische Unterstützung brauche, hatte er wissen wollen.

Nach 20 Minuten verabschiedete sich der Psychologe. „In einer Woche treffen wir uns wieder“, sagte er, „dann aber in meinem Büro.“

Eine Woche später wurde ich vom Fahrdienst mit meinem Rollstuhl in das oberste Geschoss der Klinik gefahren. Nach kurzer Wartezeit öffnete sich die Tür in einen hellen freundlichen Raum mit Ausblick über die umliegenden Wälder.

„Guten Tag! Schön, dass Sie da sind“, sagte der Psychologe, „können Sie sich noch erinnern, wie ich heiße?“

„Sie sind Herr Wetter“, sagte ich, „der Psychologe.“

Sein Name stand draußen an der Zimmertür, ich hatte es beim Warten gelesen.

„Das haben Sie sich gut gemerkt“, sagte Herr Wetter und nickte aufmunternd, Ihr Namensgedächtnis scheint in Ordnung zu sein.“

Namen hatte ich mir noch nie gut merken können und freute mich, diesen ersten Psychotest so leicht bestanden zu haben.

„Ich will mit Ihnen einige Tests machen und schauen, wie Ihre kognitiven Fähigkeiten sind“, sagte Herr Wetter.

Mir sollte es recht sein. Tests hatten mir eigentlich immer schon Spaß gemacht.

Der Psychologe sagte zwei Zahlen und forderte mich auf, sie in umgekehrter Reihenfolge zu wiederholen. Nachdem dies problemlos funktioniert hatte, musste ich dieselbe Übung mit drei Zahlen, dann mit vier und schließlich fünf Zahlen machen. Auch damit hatte ich kein Problem, Herr Wetter war jetzt sehr zufrieden.

Derartige Aufgaben kannte ich vom Nintendo DS der Kinder. Damit hatten wir früher des Öfteren „Dr. Kawashimas Gehirnjogging“ gespielt und jedes Mal unseren Spaß dabei gehabt. Bei Zahlen war ich immer gut.

Neben den Zahlenspielen gab es dort auch ein Gedächtnisspiel. Man sah zwei Minuten lang eine Liste von Begriffen und musste sich diese merken, um gleich danach, wenn sie verschwunden waren, möglichst viele aus dem Gedächtnis niederzuschreiben. Diese Übung machte nun auch Herr Wetter mit mir, gab mir die Liste mit den Worten für eine kleine Weile und forderte mich anschließend auf zu sagen, was ich mir gemerkt hatte. Fünf, sechs Worte fielen mir schnell ein, dann ging es wie früher bei „Dr. Kawashimas Gehirnjogging“: Der Kopf war leer und wollte sich an keinen weiteren Begriff erinnern. Der Psychologe runzelte die Stirn, machte sich Notizen und wechselte das Thema.

„Darf ich jetzt einmal eine Fachfrage an Sie richten“, fragte er.

„Na klar, gerne“, sagte ich und war gespannt. Was würde kommen?

„Können Sie mir erklären, was Entropie ist?“, fragte der Psychologe. Er wusste aus unseren Gesprächen, dass ich Physiker von Beruf war und hatte sich wohl deshalb diese Frage ausgesucht.

„Respekt zu dieser Frage“, sagte ich, „Sie haben sich einen der schwierigsten Begriffe ausgesucht.“

Dann überlegte ich kurz, wie ich anfangen sollte, und begann schließlich meinen Vortrag mit Ausführungen zu den Zusammenhängen von Entropie mit Energie, Wärme und Temperatur. Ich erklärte, wie man im mikroskopischen Bild der Thermodynamik die Unordnung eines Systems mit der Entropie in Verbindung bringt. Ich redete eine ganze Weile, es machte mir Spaß.

„Warum wollen Sie das wissen?“, fragte ich am Schluss.

„Meine Frau hat das einmal gefragt, aber ich konnte es ihr damals nicht erklären“, sagte der Psychologe.

„Dann versuchen Sie es doch noch einmal und sagen mir bei unserem nächsten Treffen, wie es geklappt hat“, sagte ich. Nun war der Psychologe wohl recht zufrieden und stellte keine weiteren Fragen mehr.

Das nächste Treffen war kurz. „Wissen Sie noch meinen Namen?“, begrüßte mich der Psychologe „Sie sind Herr Wetter“, sagte ich.

Dann fragte ich: „Was haben Sie denn vom Begriff der Entropie behalten?“

Der Psychologe lachte. Er erinnerte sich an Wärme und Unordnung, immerhin. Es gab keine weiteren Prüfungsfragen, sondern nur noch ein allgemeines Gespräch über mein Befinden und ein Angebot, dass ich mich jederzeit melden könne, wenn ich psychologische Unterstützung brauche. Herrn Wetter traf ich dann nicht mehr.

Auch in der zweiten Rehaklinik war ich wieder bei einem Psychologen, diesmal bei Herrn Biesentank. Ein freundlicher schlanker Herr mittleren Alters mit einem Dreitagebart im schmalen Gesicht, aus dem munter lachende Augen herausblitzten.

Er interessierte sich für mich, fragte nach meinem Beruf, und warum ich denn hier sei. So plauderten wir eine kleine Weile, bis der Psychologe schließlich sagte:

„Also, ich merke, dass bei Ihnen alles normal ist. Es gibt in Ihrem Kopf nichts, das wir reparieren müssten, aber vielleicht können wir Ihnen einen Vorschlag zu einem nützlichen Training machen, Autogenes Training, zum Beispiel. Hätten Sie Lust dazu?"

Autogenes Training kannte ich von früher und hatte es durchaus gerne praktiziert. Ich liebte es, die Wärme und den Herzschlag meines Körpers bewusst wahrzunehmen und in einen Zustand der Ruhe und Entspannung hineinzugleiten, hatte es nach meinem Unfall aber nie wieder probiert. „Warum nicht", sagte ich daher, „lassen Sie es uns ausprobieren und sehen, wie gut es jetzt wieder klappt."

„Dann werde ich Sie zu unserer Übungsgruppe einladen. Es ist alles freiwillig. Sie kommen nur, wenn Sie Lust haben und wenn es Ihnen hilft. Wir beide brauchen dann keine weiteren Termine mehr", sagte Herr Biesentank und verabschiedete sich freundlich.

Es gab aber doch noch einen weiteren Termin mit Herrn Biesentank, und dieser war für mich sehr wertvoll. Es war sein Vortrag „Risikofaktoren bei der Krankheit". In diesem

Vortrag gab er drei Ratschläge. „Machen Sie sich selbst zum Doktor und Arzt Ihrer Leiden", der erste Rat.

Ein exzellenter Ratschlag. Ich hatte schon gemerkt, wie nützlich es ist, die eigenen Krankheiten und damit verbundenen Therapien und Medikamente möglichst weitgehend selber zu verstehen. Einige Male war es schon passiert, dass durch Unachtsamkeit oder Übermittlungsfehler falsche oder widersprüchliche Angaben zu meiner Behandlung gegeben wurden.

So hatte ich etwa kurz vor meiner Entlassung aus der Berufsgenossenschaftlichen Unfallklinik bei der letzten Visite gefragt, wie lange ich die Antibiotika denn noch nehmen solle. Ich hatte mir das Datum gut gemerkt, fand aber später im Brief ein anderes Datum. Ich sprach den Stationsarzt in der Rehaklinik bei der Visite darauf an.

„Wir gehen davon aus, dass die Angaben im Entlassbrief stimmen", hatte der Stationsarzt gesagt.

Damit war die Sache für ihn erledigt. Ich hingegen rief bei der Klinik an, ließ mich zum dortigen Oberarzt durchstellen und konnte ihn schließlich auch erreichen. Der Oberarzt konnte sich sogar noch an mich erinnern und versprach, noch einmal in den Unterlagen nachzusehen. Im nächsten Gespräch stellte sich dann heraus, dass tatsächlich beim Schreiben des Briefs ein Fehler passiert war!

„Es ist sehr gut, dass Sie angerufen haben!", sagte der Oberarzt, „Sie sollten das Antibiotikum sofort absetzen. Es nutzt nämlich nichts, dieses länger einzunehmen, sondern kann sogar schädlich sein. Ich bin sehr gerne bereit, dieses gegenüber ihren jetzigen Stationsärzten zu erläutern, falls es denn nötig sein sollte. Sie brauchen mich nur anzurufen".

Ich gab das so an meinen Pfleger weiter und bat, auch den Arzt zu informieren.

Als ich am nächsten Tag meine Medikamente bekam, war ich überrascht, dass immer noch die Antibiotika dabei waren. Diese Tabletten waren viel größer als alle anderen und damit leicht zu erkennen.

„Warum geben Sie mir immer noch Antibiotika?", fragte ich im Pflegestützpunkt. „Über die Zusammensetzung der Medikamente darf nur der Arzt entscheiden", belehrte mich die Schwester, „wir teilen sie nur aus." Dann werde ich sie selber entsorgen, dachte ich und warf die Antibiotika fortan in den Mülleimer.

Bei der nächsten Visite sprach der Stationsarzt das Thema selber an: „Sie wollen also ihre Antibiotika nicht mehr nehmen?", sagte er.

Ich war perplex. „Keineswegs", sagte ich, „es ist nicht meine Entscheidung, sondern die ärztliche Empfehlung der Klinik!" Dann erläuterte ich noch einmal den Sachverhalt.

„Falls es irgendwelche Zweifel oder Fragen gibt, sind die Ärzte im Klinikum gerne bereit, Ihnen genauere Erläuterungen zu geben", sagte ich.

„Ich werde den Teufel tun und irgendwelchen Ärzten hinterhertelefonieren", sagte der Stationsarzt und wieder hatte ich den Eindruck, dass die Sache damit für ihn erledigt war.

Eine patientenorientierte ärztliche Fürsorge stellte ich mir eigentlich anders vor. Allein die Tatsache, dass ich auf einen Widerspruch zwischen der mündlichen Aussage bei der letzten Visite und den Angaben im Brief hingewiesen hatte, hätte eine klärende Aktivität seitens der Ärzte hier veranlassen müssen. Aber nichts dergleichen war geschehen.

Herr Biesentank hatte mir einen guten Ratschlag gegeben, als er empfahl, mich selbst zum Doktor meiner Leiden zu machen!

„Hadere nicht mit deinem Schicksal, sondern versuche, in allen Dingen etwas Positives zu sehen“, lautete der zweite Ratschlag. Auch dieser Ratschlag gefiel mir. Wenn ich die kleinen Fortschritte bewusst wahrnahm, konnte ich daraus Kraft schöpfen und spüren, wie sie mich anspornten und motivierten!

„Ernährt euch gut und vermeidet Übergewicht“, war der dritte Ratschlag.

Bei einer Körpergröße von 1,87 m wog ich gerade einmal 55 kg, also viel zu wenig! Ich fragte, ob mein Untergewicht nicht vielleicht auch ein Risikofaktor sei.

„Untergewicht ist eigentlich nicht schädlich“, sagte Herr Biesentank. „Zu wenig sollte es natürlich auch nicht sein“, setzte er hinzu, er hatte wohl meine dürre Gestalt wiedererkannt. „Das Wichtigste ist, dass Sie sich wohl in Ihrem Körper fühlen“, sagte er noch und lachte mich an.

Ich freute mich mit ihm und hatte das Gefühl, in Herrn Biesentank einen Freund und kompetenten Ratgeber gefunden zu haben.

43
Rollstuhlausflüge

Die Rehaklinik lag idyllisch am Rande des Ortes in den Ausläufern des Nordschwarzwalds und grenzte direkt an einen großen Park. Dieser bot in den heißen Sommertagen angenehmen Schatten und lud mit seinen langen Wegen zu ausgedehnten Spaziergängen fernab vom Straßenlärm ein.

In meinem Rollstuhl sitzend hatte ich ihn etwas erkunden können, musste mich dazu aber von Besuchern schieben lassen, denn schnell war mir klar, dass ich hier unmöglich selber fahren konnte. Die Wege waren für Rollstuhlfahrer zu steil und überdies in schlechtem Zustand. Zahlreiche Verwerfungen und Stufen machten ein Durchkommen mit den schmalen Reifen eines Rollstuhls unmöglich.

Auf der anderen Seite, beim Haupteingang der Klinik, verlief die Straße mit einem gepflasterten Gehweg. Zur rechten Seite führte sie hinunter ins Albtal und war auch dort zu steil für Rollstuhlfahrer.

Nach links führte der Weg ebenfalls bergauf, allerdings mit moderater Steigung und war damit auch für mich machbar. Bei einem ihrer Besuche hatte ich Kathrin zum Auto begleitet, kannte die Strecke daher und wusste, dass ich den Anstieg schaffen würde.

Beim nächsten Mal wagte ich mich etwas weiter und folgte der Steigung bis zu ihrem Scheitelpunkt und darüber hinaus. Die Straße führte einige hundert Meter mäßig bergab und erreichte nach etwa 800 Metern ein Thermalbad mit angeschlossenem Restaurant, das jetzt im Sommer Tische und Stühle für Gäste herausgestellt hatte. Danach wurde das

Gefälle deutlich steiler, so dass ich nicht sicher war, ob ich den Aufstieg zurück alleine schaffen würde. Zum Glück gab es eine Abzweigung nach links, die mit machbarer Steigung wieder leicht bergauf führte. Ich passierte einige Vorgärten, Ein- und Mehrfamilienhäuser und erreichte nach 600 Metern wieder einen Scheitelpunkt. Hier hatte ich einen weiten Blick über den Ort mit seinen Häusern und angrenzenden Wiesen und Feldern bis zum Schwarzwald.

Die Ausfahrt einer Tiefgarage überquerte den Weg, der an dieser Stelle deshalb etwas breiter war und mir ermöglichte, hier länger zu verweilen, ohne den gelegentlich vorbeikommenden Fußgängern im Weg zu stehen. Der Platz lag im Schatten eines großen Baums und war ideal, um mich zu erholen, die Glieder zu strecken und meinen Rücken in verschiedene Richtung zu beugen und zu dehnen.

In den Therapiegruppen hatte ich genügend Übungen gelernt, die ich nun auch alleine wiederholen konnte. Hier machte es viel mehr Spaß, denn ich konnte mein eigenes Tempo wählen und die Zahl der Wiederholungen selber bestimmen, war zudem an der frischen Luft und hatte den herrlichen Blick. Nach circa 20 Minuten hatte ich genug geübt, kehrte um und erreichte nach ungefähr einer Dreiviertelstunde wieder die Klinik.

Ich merkte schnell, dass es sich leichter fuhr, wenn ich mit meinem Rollstuhl die optimale Strecke fand. Der Gehweg hatte nämlich kleine Unebenheiten, war zuweilen nach links oder rechts geneigt und wurde immer wieder von Bordsteinabsenkungen durchsetzt. Für Fußgänger und Jogger ist dergleichen recht unerheblich, nicht aber für Rollstuhlfahrer. Ich spürte, wie mein Rollstuhl der kleinsten Neigung des Weges folgte und in diese Richtung ziehen wollte, so dass ich entsprechend kräftiger am Rad der anderen Seite schieben musste. Weil das Kraft kostete und die Fahrt verlangsamte, war es mein Ziel, möglichst neigungsfreie Passagen entlang des Weges zu finden und so zu fahren, dass der Rollstuhl, einmal angeschoben, geradeaus und mittig weiterlief.

Nach einigen Ausflügen kannte ich die optimale Strecke genau und versuchte, sie exakt zu treffen. Das war aber gar nicht so einfach, denn ich konnte den Rollstuhl schließlich nicht mittels Lenkrad, sondern nur über die Balancierung meiner Armkraft steuern. Dabei sollten die Arme möglichst kräftig abstoßen und Tempo geben, gleichzeitig aber links und rechts exakt dosiert sein, damit die Richtung passte. Damit die Bewegungskoordination stimmte, waren Konzentration und schnelle Reaktion gefordert. Ich stellte mir vor, bei einem Formel Eins Rennen im Qualifying zu fahren, permanent bestrebt den schnellsten Kurs und die besten Kurvenlinien zu finden. Am Anfang war es einfach nur angenehm, durch diese Technik Kraft zu sparen, später kam der Ehrgeiz dazu.

Im Foyer der Rehaklinik gab es eine große Uhr, deren angezeigte Zeit ich mir merkte, wenn ich wieder einmal in Rekordlaune war und Lust verspürte, eine Temporunde zu drehen. Dann natürlich ohne Pause und Rückenübungen auf halber Strecke!

Nachdem ich für die erste Temporunde 21 Minuten gebraucht und damit eine Richtzeit hatte, war mein Ehrgeiz geweckt. Immer häufiger suchte ich nun die Herausforderung und hatte meinen Spaß daran, die 2,5 km Runde fahrtechnisch zu optimieren. Von Mal zu Mal wurde ich schneller, vielleicht weil ich die Strecke immer besser kannte, vielleicht weil sich meine Fahrtechnik verbesserte, vielleicht weil meine Kräfte wuchsen, wahrscheinlich spielte alles vorteilhaft zusammen.

Die schnellste Runde schaffte ich schließlich in 14 Minuten und errechnete daraus eine Pace von 5 Minuten und 36 Sekunden pro Kilometer. Ziemlich exakt das Marathontempo von früher. Jetzt zwar auf Rädern, dafür immerhin mit Steigungen – gar nicht so schlecht!

Beim nächsten Besuch von Kathrin zeigte ich ihr meine Rennstrecke und den Aussichts- und Gymnastikplatz am Umkehrpunkt. Doch diesmal fuhren wir weiter und folgten der Straße bergab. Das hatte ich vorher nicht gewagt, denn ich war unsicher, ob ich alleine wieder zurückkäme.

Nach einer Weile folgten wir links einer kleinen Straße, die nun nicht mehr von Ein- und Mehrfamilienhäusern gesäumt war, sondern an einem kleinen Gehöft mit einer blühenden Bauernwiese und daran anschließenden Weiden vorbeiführte. Dahinter sah man Bäume, vielleicht war es sogar ein kleiner Wald, und die Ausläufer des Klinikparks. Nun führte die Straße durch eine Villengegend, wendete sich an einem kleinen Platz mit einer Baumgruppe nach links und führte dann wieder hinauf. Hier war die Stimmung viel ruhiger als auf der ersten Hälfte, meiner „Rennstrecke". Schließlich mündete dieser Weg in eine Straße, die schnell zurück zur Klinik führte.

Ich war zuversichtlich, dass ich die Strecke auch alleine schaffen würde und versuchte es gleich am nächsten Tag. Ein nicht abgeflachter Bordstein hätte sich fast noch als unüberwindliches Hindernis erwiesen, denn ich hatte vergessen, dass Kathrin den Rollstuhl hier angekippt und auf den Hinterrädern herabgelassen hatte. So konnte ich es nicht alleine, sondern musste eine andere Lösung finden, die schließlich dadurch gelang, dass ich langsam über die Kante rollte und mit ausgestreckten Beinen verhinderte, dass ich samt Rollstuhl kopfüber stürzte.

Ich liebte die Stelle am Gehöft mit seinem Bauerngarten und freute mich über die abschüssige Passage danach. Hier gab es fast keinen Autoverkehr, so dass ich es wagen konnte, auf der Straße zu fahren. Dort versuchte ich, den Rollstuhl auf der Ideallinie zu halten und damit ohne Brems- oder Lenkeingriff die ganze Strecke frei rollend hinunterzukommen.

Anstelle weiterer Tempoversuche fuhr ich nun ruhiger, meist abends nach dem Essen. Inzwischen war es Spätsommer geworden und es dämmerte schon früher, die Luft war kühl und ließ den Herbst erahnen. Hier war ich gerne allein mit meinen Gedanken unterwegs und dachte daran, wie ich mich als kleines Kind immer gefreut hatte, wenn ich nach dem Abendessen noch einmal hinaus durfte, bevor ich ins Bett musste.

Zufrieden fuhr ich nach diesen Abendrunden in mein Zimmer und machte mich fertig für die Nacht. Ein schöner Tagesabschluss.

44
Kleine Flucht

Seit fünf Wochen war ich nun schon wieder in der Rehaklinik zurück. Eine gewisse Routine hatte sich eingespielt.

Ich hatte nun genügend Therapien und Beschäftigungsmöglichkeiten und merkte, wie ich Fortschritte machte, zumindest in einigen Bereichen. Nachdem ich zum Schwimmen in das Therapiebad durfte und die Zulassung für das freie Training im Geräteraum hatte, war ich froh, dass mein Weiterkommen nun nicht mehr gänzlich von fremder Unterstützung abhing. Ich nahm jede Gelegenheit wahr, ins Wasser zu kommen und war überrascht, wie wenige andere Patienten diese Chance nutzten. Manchmal war ich der einzige – außer der Aufsicht. Das war durchaus von Vorteil, wir kannten uns bald persönlich, konnten ein bisschen plaudern und ich hatte viel Platz im Wasser für meine Bewegungsübungen.

Fast jeden Tag war ich im Geräteraum, am Wochenende länger, denn es gab an diesen Tagen keine Therapien. Ich hatte gelernt, mit dem Rollstuhl die Geräte anzufahren, mich alleine umzusetzen und die Gewichte richtig einzustellen. Bei wenigen Geräten brauchte ich noch die Hilfe der Aufsicht, die immer gerne und schnell zur Stelle war, denn auch hier im Geräteraum war zu den Zeiten des freien Trainings, besonders am Wochenende, sehr wenig Betrieb.

An den Geräten war mein Fortschritt am größten. Wie alle anderen Patienten wurde ich zunächst an drei Geräten eingewiesen, immer mit 20 Kilo Gewicht und dreimal 15 Wiederholungen, sowie am Fahrradergometer. Während ich meine 20 Minuten auf dem Ergometer radelte, beobachtete ich, wie auch andere Patienten eingewiesen wurden, und war überrascht, denn es waren immer die gleichen drei Geräte, immer 20 Kilo und immer drei Sätze mit 15 Wiederholungen. One size fits all, das war am einfachsten, aber auf Dauer langweilig.

Ich begann, auch andere Geräte auszuprobieren und kannte schließlich neben dem Ergometer sechs weitere Übungen, genug für eine gute Stunde ohne Langeweile. Immer wieder konnte ich hie und da Gewicht zulegen und hatte bald überall mehr als die 20 Kilo Anfangsgewicht.

Am meisten konnte ich beim Vorwärtsrudern zulegen und freute mich, wie ich dem Maximalgewicht von Woche zu Woche näher kam. Als nur noch eine Platte fehlte, packte mich der Ehrgeiz. Vielleicht nieten sie eine Bronzeplakette ans Gerät mit meiner epochalen Leistung, stellte ich mir vor, schließlich dürfte es kaum einen anderen Patienten geben, so leicht wie ich mit meinen 55 Kilo, der alle Gewichte nimmt. Schließlich schaffte ich auch noch die letzte Platte und war schon recht stolz darauf, auch ohne Bronzeplakette.

Die Einzeltherapie mit ihren regelmäßigen Gehübungen hatte mich so weit gebracht, dass ich mit Krücken einen kleinen Rundgang durch das Haus über zwei Stockwerke schaffte. Mit der Therapeutin waren wir einige Male draußen im Park gewesen, zum Teil auf unbefestigten Wegen unter Bäumen und vorbei an Büschen, wo es zuweilen auch etwas auf und ab ging.

Viel mehr Fortschritt konnte ich nicht mehr erwarten, denn noch immer durfte ich ja das linke Bein nicht belasten. Schließlich war es so weit, dass ich mich traute, ohne Rollstuhl nur mit Krücken und zu Fuß in den Speisesaal zu gehen. Als die anderen Patienten und das Personal aufmerksam wurden und mich lobten, freute ich mich und fühlte mich ermutigt, jetzt öfter einmal das Wagnis einzugehen, ohne Rollstuhl zum Essen zu kommen.

Clara und ich hatten einen Ausflug geplant, eine dieser kleinen Fluchten heraus aus dem Klinikbetrieb. Es gab in der Nähe eine nette Wirtschaft mit Biergarten, vielleicht 800 Meter entfernt, da wollten wir hin.

Es war inzwischen schon später August geworden, aber immer noch hochsommerlich warm, vielleicht einer der letzten noch wirklich lauen Sommerabende des Jahres.

Am Anfang ging es einen kleinen Berg hinauf, wo Clara mich schieben musste, vorbei an Einfamilienhäusern mit netten Gärten, danach kurz abwärts und schließlich noch ein Stück die Hauptstraße entlang, bis kurz darauf links die gut besuchte Wirtschaft auftauchte.

Nach einigem Suchen waren wir froh, draußen im Biergarten noch einen Tisch mit freien Plätzen gefunden zu haben, auch wenn er etwas hinten lag und nur über einige Treppenstufen zu erreichen war. Zum Glück hatte ich meine Krücken mitgenommen und schaffte es damit, die Stufen zu überwinden und an den freien Platz zu gelangen, wo die dort bereits sitzenden Gäste uns freundlich begrüßten und gerne etwas zur Seite rückten, um Platz zu machen.

Als ich saß, war ich erschrocken, wie hart die Biergartenbänke waren. Die anderen hatten ihre Muskeln und Fettpolster am Hintern, doch auch für mich wusste Clara Rat: „Vielleicht lässt sich das Sitzkissen auf dem Rollstuhl herausnehmen“, sagte sie, war auch schon verschwunden und kam kurze Zeit später triumphierend mit dem schwarzen Kissen zurück. Jetzt saß ich bequem!

Schnell brachte die Bedienung eine Speisekarte, aus der ich Spareribs, Pommes und eine halbe Bier auswählte. Endlich einmal nicht gemischte Aufschnittplatte, Graubrot und Hagebuttentee!

Wir hörten die Stimmen von den anderen Tischen, das Lachen, die klirrenden Gläser und sahen die Bedienungen in reger Betriebsamkeit durch die engen Gänge zwischen den Tischen eilen, mit ihren voll beladenen Tabletts. Bald hatte auch ich Bier, Ribs und Pommes und legte los, wobei ich Klinik und Reha nun vollkommen vergessen hatte. Es war lustig und unterhaltsam mit Clara. Zusammen machten wir uns über die Pommes her und bestellten schließlich noch einen Nachtisch.

Dann wurde es Zeit zum Aufbruch. Wir zahlten und ich machte mich auf den Weg, mit meinen Krücken über die Treppenstufen bis zurück zum Rollstuhl. Clara schob mich den Berg hinauf und dann vorbei an den Einfamilienhäusern mit ihren schönen Gärten, aus denen entfernte Stimmen zu uns drangen, gelegentlich begleitet von einem verführerischen Grillgeruch. Kurz vor der Klinik verabschiedete ich mich von Clara, die dort den Wagen geparkt hatte. Noch immer war es lau und hoch am Himmel stand ein prächtiger Vollmond.

Jetzt ging es nur noch den Hügel hinunter und alles wurde leicht. Ich konnte es rollen lassen und spürte mit allen Sinnen den Zauber dieses wunderbaren Abends.

45
Besuch daheim

Das Ende meines Aufenthalts in der Reha war nun absehbar. Einige Tage noch, danach vielleicht ein, zwei Wochen Klinik und eine hoffentlich letzte Operation am Bein, so war es geplant, dann sollte es nach Hause gehen. Das Wochenende nahte.

„Warum machen wir nicht einmal einen Ausflug zu uns nach Hause?", hatte Kathrin vorgeschlagen.

Warum eigentlich nicht? Dann könnten wir ausprobieren, wie ich dort zurechtkomme. Ich hatte freudig zugesagt.

Am frühen Sonntagnachmittag war es soweit. Problemlos schaffte ich es ohne Rollstuhl, allein mit meinen Krücken, vom Zimmer bis hinunter ins Foyer, so, wie ich es zuvor schon bei meinen Gängen in den Speisesaal geübt hatte. Das Auto parkte direkt vor der Klinik, auf dem für Schwerbehinderte reservierten Platz, also genau richtig für mich. Das Einsteigen gelang ganz ordentlich, auch wenn ich das linke Bein dabei unbelastet lassen musste.

Schnell hatten wir den von meinen Rollstuhlausflügen bekannten Umkreis der Klinik und bald auch die Ortschaft hinter uns gelassen und fuhren jetzt auf einer wenig befahrenen Landstraße vorbei an Wiesen und Feldern. Diese Gegend kannte ich von früheren Radausflügen und freute mich, wenn wir an einer bekannten Stelle vorbeikamen. Nach einer Viertelstunde erreichten wir unser Dorf, das mich ruhig und etwas träge an diesem Sonntagnachmittag im August erwartete. Ein halbes Jahr war ich nicht daheim gewesen, was mochte sich verändert haben? Vorbei am jetzt verlassenen Einkaufszentrum, eine Linkskurve, über die vertraute Brücke hinweg der Straße folgend, ein letztes Mal abbiegen, dann waren wir zu Hause.

Jetzt wurde es spannend. Zunächst musste ich die 42 Treppenstufen bis zur Haustür hinauf kommen, der erste Test meiner Alltagstauglichkeit. Treppensteigen hatten wir geübt, die rechte Hand am Geländer, die linke Hand am Krückstock, das gesamte Körpergewicht auf die Arme verlagern und dann mit dem gesunden Bein auf die erste Treppenstufe hinauf, das Gewicht auf das stärkere rechte Bein verlagern und das linke Bein nachziehen. So klappte es auch hier, und zwar erstaunlich gut! Wir hatten schon überlegt, an welchen Stellen der Treppe es kleinere Absätze gab, so dass man dort einen Stuhl zum Ausruhen hätte aufstellen können, doch es zeigte sich nun, dass dies nicht nötig war.

Im Haus angekommen, ging ich sogleich ins Wohnzimmer zu meinem Lieblingssofa, um auszuprobieren, ob ich auch jetzt noch gut dort sitzen konnte, ja ob ich überhaupt alleine hinein- und wieder hinauskäme. Man hatte mir gezeigt, wie ich mich mithilfe der Krücken auch auf Stühlen ohne Lehne hinsetzen und daraus wieder aufstehen konnte. Genauso versuchte ich es nun und war begeistert: Es funktionierte und war immer noch genauso bequem wie früher!

Die Toilette war überhaupt kein Problem. Kathrin hatte vom Sanitätshaus einen Spezialsitz mit Armlehnen installieren lassen, der es mir hier noch leichter als in der Klinik erlaubte, meine Geschäfte zu verrichten.

Jetzt gab es nur noch eine letzte weitere Hürde für das komplette Bestehen dieses Tests der Alltagstauglichkeit: die enge, gewundene Holztreppe hinauf in den ersten Stock mit Schlafzimmer und Bad. Obwohl das Treppengeländer sehr steil und die Stufen in den Kurven recht schmal waren, gelang es mir mit derselben Technik wie bereits draußen hinaufzukommen. Auch das war also geschafft! Ich schaute ins Bad und fand dort einen Duschstuhl, den das Sanitätshaus geliefert hatte. Unser Bad war groß und geräumig, die Dusche nahezu bodengleich und die Eingangstüren hinreichend breit für mich mit meinen Krücken. Da hatte ich im Krankenhaus und in der Rehaklinik mit weitaus engeren Räumlichkeiten zurechtkommen müssen. Jetzt war alles klar: alltagstauglich!

Den Rest des Nachmittags verbrachten wir draußen. Die Gartenstühle waren gut gepolstert, die Rückenlehne ließ sich angenehm neigen, die Sonne schien, die Vögel sangen. Clara machte Kaffee und brachte Kuchen auf die Terrasse, wo auch ich ein wenig helfen konnte und Teller, Tassen und Besteck auf dem Tisch verteilte. Es war so schön, wieder im eigenen Garten zu sein!

Am späten Nachmittag starteten wir den Gasgrill und belegten den Rost mit Bratwürstchen. Sanftes Brutzeln begleitete die knisternd freigesetzten Gargerüche auf ihrem Weg ins Innere meiner Seele. Ich zischte ein Bier dazu, nicht mehr: ich musste ja noch die Treppe herunterkommen!

Kathrin fuhr mich zurück in die Klinik und begleitete mich bis zu meinem Zimmer.

Es war eine tolle Idee gewesen, diesen Ausflug zu wagen, alles hatte geklappt! Welch wunderbare Momente des Wiederentdeckens hatte ich erlebt! Und das Wichtigste: Ich war bereit für die Rückkehr!

Fünfter Teil

Zurück

46
zu Hause

Die Nächte waren kühler geworden, doch jetzt, im Oktober, schaffte es die Sonne noch mühelos, die Erinnerung an den bereits vergangenen Sommer noch einmal zu erwecken. Auf dem nicht mehr benutzten Gartenstuhl lag zusammengerollt die dicke Katze des Nachbarn und vermittelte den Eindruck einer unendlichen Zufriedenheit. Die morgendlichen Strahlen tauchten ihr Fell in ein goldenes Licht und waren wohl gerade stark genug, den Tag im angenehmen Dösen hier beginnen zu wollen. Vor einem Monat noch wäre es zu heiß gewesen, die Katze hätte sich lieber ein schattiges Plätzchen gesucht und in ein paar Wochen wäre es zu kalt. Jetzt aber war es perfekt!

Durch das große Fenster im Bad hatte ich einen schönen Blick über den herbstlichen Garten und freute mich über den Frieden. Seit einigen Wochen war ich jetzt zu Hause. Schnell hatte sich gezeigt, dass ich mit den Anforderungen des Alltags ganz ordentlich zurechtkommen konnte. Gewiss, ich war schwerbehindert und hatte sogar kürzlich vom Landratsamt diesen kleinen grünen Ausweis bekommen, in dem mit einer Prozentzahl meine Behinderungen verordnungsgemäß in einer Zahl ausgedrückt worden war. Alles ging langsamer als zuvor, doch im Laufe der Zeit merkte ich, wie vieles sich kontinuierlich verbesserte.

Zunächst war ich froh gewesen, mithilfe des Geländers und einer Krücke überhaupt die Außentreppe heraufzukommen und mich im Haus mithilfe beider Krücken frei bewegen zu können. Den Rollstuhl brauchte ich nicht mehr, den hatten wir gar nicht erst ins Haus mit hinauf genommen, wohl aber den Rollator. Der erwies sich als nützlich, um Gegenstände im Haus zu transportieren, die Marmelade vom Kühlschrank zum Esstisch, Teller und Besteck und den Morgenkaffee zu meinem Sofa, wo ich gerne die Zeitung las.

Fast jeden Tag gab es eine Kleinigkeit, die mir zum ersten Mal gelang: Das Aufstehen aus dem Bett, auch ohne Zuhilfenahme einer Krücke, durch Abstützen auf dem kleinen Nachtisch zunächst noch, später allein schon dadurch, dass ich mir mit den Händen auf der Matratze etwas Schwung gab. Bald konnte ich beim Gehen auf eine Krücke verzichten und suchte mit der freien Hand nur noch gelegentlich am Tisch oder an der Wand einen Halt. Schließlich ging es auch ganz ohne Krücken, ein wichtiger Moment: die Hände waren frei! Jetzt konnte ich beim Gehen etwas tragen und war nicht mehr auf den Rollator angewiesen. Nach Rollstuhl und Gehbock nun ein weiteres Hilfsmittel aus dem Sanitätshaus, das ich ausmustern konnte.

Irgendwann schaffte ich die Treppenstufen zum ersten Mal im Wechselschritt, anders als zuvor mit jener „Einbein"-Technik, die einzig das gesunde Bein belastet, das andere aber schont und nachzieht. Nun wurde auch das schwächere Bein gefordert und damit kräftiger.

Einmal hatte ich das Cello aufgestellt, den Bogen gespannt und ausprobiert, was nach dem Unfall von meinen musikalischen Fähigkeiten noch übrig geblieben war. Die rechte Hand funktionierte zwar noch ganz gut und konnte den Bogen wohl einigermaßen fassen, aber mit links ging nichts. Das Handgelenk war fest, so dass die Finger nicht zum Griffbrett kamen.

Das war zunächst ernüchternd, doch irgendwann merkte ich, dass ich mich der Musik auch auf anderem Weg nähern konnte, erwachsend aus meiner jetzt gewonnenen Zeit, Konzentrationsfähigkeit und Geduld: Endlich hatte ich Gelegenheit, mich gedanklich mit den verschiedenen Tonarten und Notenschlüsseln zu befassen und damit, wie die Töne auf dem Griffbrett des Cello angeordnet waren und wie man die linke Hand über die verschiedenen Lagen führen musste, damit ein bestimmter Finger den gesuchten Ton erreicht. Schon lange konnte ich leidlich Noten lesen und hatte mir mit Hilfe des Fingersatzes die Stücke Takt für Takt erarbeitet und nach vielen Wiederholungen die Bewegungen in meinem motorischen Gedächtnis speichern können, hatte aber kein musikalisches Verständnis. Nun bot sich Gelegenheit, das Fehlende nachzuholen. Im Kopf stellte ich mir vor, auf welchen Positionen welche Töne liegen und wie sie in den verschiedenen Notenschlüsseln notiert waren. So wurde mir manches, dass ich früher einfach gemacht und gespielt hatte, ohne groß darüber nachzudenken, jetzt in einem größeren und tieferen Zusammenhang bewusst.

Ich war zufrieden, ja mehr als das, spürte eine innere Gelassenheit und zunehmende Seelenruhe. Der permanente Fortschritt von Tag zu Tag war Teil davon, aber nicht alles. Mehr und mehr spürte ich, wie es das Leben gut mit mir meinen wollte, viel mehr als früher, noch vor dem Unfall.

Am Abend, wenn ich im Bett lag und meine Decke und das Kissen an die richtigen Stellen gezogen hatte, durchströmte mich ein angenehmes Gefühl von Wärme und Entspannung. Wie schön es doch war, hier zu liegen, ohne Schmerzen, in erholsamer Ruhe, mit angenehmen Erinnerungen an den vergangenen Tag und froher Erwartung an den nächsten. Ich spürte wieder etwas von diesem positiven Körpergefühl der Ruhe und Kraft, das mich früher schon, nach einer guten Bergtour oder einem langen Trainingslauf, entspannt hatte einschlafen lassen.

Die Nächte waren ruhig und erholsam. Ich schlief lange und merkte, wie gut es tat. Nachts wachte ich gelegentlich auf, fand sofort eine neue bequeme Lage, rollte mich wohlig zusammen, spürte die Wärme und Weichheit der Matratze und schlief schnell wieder ein.

Irgendetwas in meinem Kopf funktionierte jetzt anders als vor dem Unfall. Nach dem Aufwachen wusste ich fast immer noch genau, was ich geträumt hatte und konnte mich an Personen, Abläufe und Details erinnern. Ich merkte, dass diese Welt der Träume nicht gänzlich ein Produkt des zufälligen Zusammenwürfelns vergangener Tagesereignisse war, denn manche Traumerlebnisse waren in einen größeren Zusammenhang eingebettet, der sich auch über mehrere Träume hinweg erstrecken konnte. So war mir eines Tages beim Aufwachen bewusst geworden, dass ich den Ort des Traumgeschehens bereits von früher kannte, obwohl es diesen in der Realität gar nicht gab.

Noch immer waren mir einige der ganz intensiven Träume aus der Zeit des Komas in Erinnerung, auch wenn diese sich nie mehr wiederholt hatten. Ich wusste noch, wie elend einsam ich mich fühlte, eingesperrt in dieser kleinen Zelle in dem Moment, als mein Abo abgelaufen war und ich keinen Wunsch mehr an das Leben hatte und sterben sollte. Ich hatte Glück gehabt und war in diese bunte Welt mit ihren vielfältigen Möglichkeiten und Angeboten zurückgelangt.

Jetzt nutze sie, sagte meine innere Stimme, nutze sie und mache etwas daraus!

Am Ende meines Lebens wollte ich nicht wieder in einer Zelle sein und auf einen leeren Platz schauen müssen, wie in meinem Traum, sondern einen blühenden Garten sehen und Menschen, denen ich mich verbunden fühlte. Dann sollten meine Erinnerungen an das Zurückgelassene nicht wieder eine Vanitas, dieses Gefühl der Vergeblichkeit, auslösen, sondern Hoffnung wecken, dass manches in diesem Garten wiedererscheinen und ihn mit ihren Früchten und Blüten bereichern würde.

So war ich nun zum Sammler geworden, ein Sammler der schönen Momente, der guten Gespräche, der harmonischen Begegnungen, der kleinen Erfolge, der Freude, jemandem geholfen zu haben, der Befriedigung, einen neuen Zusammenhang erkannt zu haben. Das Reservoir war unerschöpflich und ich fühlte, wie eine innere Stimme mich führte und half, mich zurechtzufinden. Viel öfter als früher vor dem Unfall spürte ich diese Momente großer Dankbarkeit, wenn ich wieder einmal einen Augenblick der perfekten Harmonie empfunden hatte.

Es muss doch jemanden geben, der ein besonderes Auge auf mich geworfen hat, dachte ich in diesen Momenten und fühlte mich unendlich froh dabei.

47
Berufung

„Wollen Sie überhaupt noch einmal wieder arbeiten?"

Die Frage hatte mich bereits in der Klinik erreicht, zusammen mit dem Angebot, bei der Formulierung eines „Antrags auf vorzeitigen Eintritt in die Rente wegen Arbeitsunfähigkeit" behilflich zu sein. In regelmäßigen Abständen gab es Abendveranstaltungen mit nützlichen Informationen für die Patienten, die meist ganz unerwartet mit ihrer Behinderung konfrontiert worden waren und jetzt auf Unterstützung hofften, damit klarzukommen.

In einem Vortrag mit dem Titel „Rechte der Behinderten" informierte ein Kenner der Materie das gut besetzte Auditorium über Gesetze, Vorschriften und Verfahren in Zusammenhang mit Behinderungen jedweder Art. Er verwies auf das „Bundesversorgungsgesetz" und die „Versorgungsmedizinischen Grundsätze" und erklärte, wie jede erdenkliche Körperfunktion, oder besser Fehlfunktion, abgehandelt und nach dem Grad der Ausprägung mit einer Bewertungszahl versehen wird. Es wurde erläutert, mit welcher Formel man selber den prozentualen Grad der Behinderung näherungsweise vorab ermitteln könne, wobei der Referent im gleichen Zug betonte, dass jeder Einzelfall separat betrachtet und individuell entschieden werden würde.

Der Referent war stolz, dass sein Verband es wiederholt geschafft hatte, die zunächst von den Behörden beschiedene Bewertung erfolgreich nachzuverhandeln, so dass am Ende ihrem Mandanten ein höherer Grad an Behinderung zugebilligt wurde. Aus dem Publikum gab es viele Fragen, wie dieses oder jenes Leiden zu bewerten sei und wie man am geschicktesten bei der Antragsformulierung vorgehen müsse.

Etwa nach der Hälfte der angesetzten Vortragszeit verließ ich den Saal, denn dies waren nicht die Themen, die mich wirklich interessierten. Mich beschäftigten die gegenteiligen Fragen: Wie werde ich meine Behinderungen schnellstmöglich wieder los, fragte ich mich, welche Möglichkeiten gibt es, mit den Behinderungen klarzukommen und ein möglichst unabhängiges und erfülltes Leben zu führen?

Ich hatte das große Glück gehabt, die letzten Jahre vor dem Unfall als selbstständiger Projektleiter arbeiten zu können und war damit zu einer Aufgabe gekommen, die mich ins pralle Leben geführt hatte. Ich spürte, dass ich dort gebraucht wurde und wirklich etwas bewegen konnte. Da wollte ich wieder hin!

Kaum aus dem Koma erwacht, hatten mir die Kollegen aus der Projektarbeit bereits ihre guten Wünsche geschickt. Sie hofften, dass ich bald wieder auf dem Damm wäre und ins Projektteam zurück kommen könnte, wo man sich darauf freute, wieder mit mir zusammenzuarbeiten. Sie schickten Blumen, Bilder, Bücher und besuchten mich bereits, als ich noch kaum im Rollstuhl sitzen konnte.

Natürlich hatte niemand auf mich warten können, die Welt drehte sich weiter auch ohne mich und das war gut so! Ich erfuhr, dass die Projekte inhaltlich gut weitergekommen waren und freute mich darüber, denn ein bisschen war es ja auch mein Erfolg.

Ich solle nur sagen, wann ich wieder einsteigen könne, dann würde man gemeinsam weitermachen.

Das war unglaublich motivierend! Die Tür zum Leben war auch an dieser beruflichen Stelle offengeblieben und rechtfertigte den höchsten persönlichen Einsatz, damit ich die Voraussetzungen schaffte, um wieder eintreten zu können.

Noch war es zu früh, denn ich war nicht wirklich mobil, konnte noch nicht lange sitzen, und hatte Rückenschmerzen und da und dort noch andere Einschränkungen, aber im Kopf ging es ja gut. Ich spürte, wie ich bei Gesprächen mit den ehemaligen Kollegen über den Verlauf der Projekte schnell wieder ganz bei der Sache war und hatte das Gefühl, gelegentlich brauchbare Ideen beisteuern zu können.

Bestimmt sollte ich nicht sofort beginnen und besser auch nicht zu früh, sonst würde es Enttäuschungen und Frustrationen geben. Es würde Mut brauchen, den Zeitpunkt für den richtigen Absprung zu erwischen. Doch dann spürte ich wieder diese innere Stimme, die mich ermutigte: Besser ist es, etwas zu wagen und einen Fehler im weiteren Verlauf zu korrigieren, als ängstlich zögernd zu verharren und eine gute Chance zu verpassen. Ich spürte sie, die Chance, im Leben mittendrin zu sein, gelegentlich eine gute Idee auszubrüten und zu beweisen, dass sie funktioniert.

Ich wusste, dass manche meiner Freunde und Bekannten sich in ihren beruflichen Verpflichtungen eingeengt fühlten, die Tage als Routine empfanden und Wochenende und Urlaubstage herbeisehnten, um endlich einmal frei zu sein. Sie freuten sich auf ihren Ruhestand und einige hatten ihn bereits vorgezogen. Ich konnte das nachvollziehen und verstehen, spürte aber deshalb umso stärker, dass ich vom lieben Gott wohl doch bevorzugt worden war: Ich hatte Lust, aus meinen Fähigkeiten noch einmal etwas Nützliches zu schaffen, und besser noch, ich hatte Angebote!

Würde ein Wiederanfang klappen? Vielleicht, dann konnte ich weitere Samenkörner setzen und eifrig bewässern. Einige würden gewiss zu prächtigen Blumen wachsen und eines fernen Tages meinen Garten der Erinnerung schmücken. Wenn aber nicht? Dann hätte ich es wenigstens versucht! Auch für diesen Fall war ich zuversichtlich, die innere Ruhe und Übersicht zu besitzen, um rechtzeitig zu erkennen, wenn ich jemandem im Weg stehen würde. Ich könnte meine Entscheidung korrigieren und mich den richtigen Aufgaben zuwenden.
Auch wenn ich, nach offizieller Betrachtung zumindest, nun schwerbehindert war, so spürte ich doch, dass der Fahrradunfall mich in einigen Bereichen sogar gestärkt hatte. Ich war jetzt viel gelassener geworden und konnte besser und länger zuhören. Es gelang mir jetzt leichter, komplexe Probleme zu analysieren und merkte, wie eine besondere Kreativität mir half, Lösungsmöglichkeiten zu finden. So wurde es mir geschenkt, dachte ich, nun will ich etwas daraus machen!

Und ich beschloss, nicht mehr allzu lange zu warten, um es auszuprobieren.

48
Schluss

Noch ein Kilometer bis zur Ampel, jetzt Endspurt. Ich atme schwer, der Kopf gesenkt, mein Wille treibt mich weiter. Voran, noch diese Kurve, dann wieder leicht bergab. Ich höre ein Geräusch, ich schaue auf, erschrecke: das Fahrzeug schleudert, Reifen kreischen, mein Schrei erstirbt, nach rechts – kein Platz, nach links – das Auto, wohin? Das Fahrzeug fliegt mit seiner vollen Breite auf mich zu, mit aller Kraft greife ich in die Bremsen, die Wand aus Blech füllt jetzt mein ganzes Blickfeld und lässt mir keine Lücke. Nach oben, ein letzter verzweifelter Versuch. Mit aller Kraft drücke ich mich aus den Pedalen, doch der brutale Aufwärtshaken kommt zu schnell. Der Schlag, stärker, intensiver, vernichtender als alles, was ich jemals zuvor erlebt hatte, reißt mich vom Rad – und aus der Welt.

Bereits beim Aufprall bin ich schwer verletzt worden, werde vom Rad gerissen, fliege zehn Meter durch die Luft in einen Abhang, werde von den Sträuchern dort gebremst und bleibe schließlich kopfüber in den Zweigen hängen. In diesem Moment schüttet mein Körper eine ungeheure Menge an Adrenalin aus und fokussiert alle Aktivitäten, Wahrnehmungen und Reaktionen auf das Überleben. Schmerz spüre ich nicht, nur vollständige Hilflosigkeit. Die Gewalt war übermächtig und brutal, sie hat dich vollständig erfasst, funkt mein Gehirn. Stimmen nähern sich.

„Bleiben Sie ruhig, wir holen Hilfe!“

Ich spüre, wie ich gezogen werde. Ich kann mich nicht bewegen und lasse alles mit mir geschehen, es wird schon gut sein.

„Wie heißen Sie?“

Mein Kopf arbeitet, doch ich kann jetzt nicht sprechen. Erst später sollte ich meinen Namen sagen können.

Ein nachfolgender Autofahrer hat mich kopfüber im Strauch hängen sehen, steigt den Abhang hinunter und stützt meinen blutüberströmten Kopf. Zusammen mit einem zweiten Fahrer trägt er mich zur Straße hinauf und legt mich dort auf eine ebene Stelle.

Ein Martinshorn nähert sich. Weitere Personen erscheinen in meinem Gesichtsfeld. Habe ich all dies nicht schon einmal erlebt? Deja vu? Wie ging es aus?

Dann ist auch schon der Rettungswagen da, fast zeitgleich mit dem Notarzt.

„Wir müssen ihn sichern und fahrfähig machen. Achten Sie besonders auf den Kopf, vielleicht ist ein Wirbel gebrochen.“

Nach 22 Minuten ist die medizinische Erstversorgung am Unfallort soweit, dass ich transportiert werden kann.

„Wir haben einen schwer verletzten Radfahrer mit Knochenbrüchen und vermutlich auch inneren Verletzungen.“

Kurze Zeit später meldet sich die Zentrale. „Fahren Sie in das Städtische Klinikum zur Notaufnahme. Wir richten den Schockraum her. Ein Notfallteam wird bereits gebildet.“

Der Krankenwagen rast los. Ich höre das Martinshorn und sehe im künstlichen Licht des Krankenwagens den Arzt über mich gebeugt. Er hantiert mit medizinischem Gerät und spricht zu mir. Gelegentliche Reflektionen des Blaulichts dringen zu uns herein. Ich merke erstaunt, dass ich den Ablauf akzeptiere, er beunruhigt mich nicht. Kenne ich das alles aus einem Film? Mir wird bewusst, dass ich es bin, um den sich alles dreht. Ich habe die Hauptrolle.

„Wir sind da. Sie können jetzt optimal behandelt werden."

Ich weiß, dass etwas Außergewöhnliches passiert ist und spüre die rege Betriebsamkeit, nehme aber keine Details wahr. Viele Personen kümmern sich um mich. Ich bin versorgt.

„Wir beginnen jetzt mit der Narkose. Sie schlafen dann ruhig ein."

Alles wird leicht. Dann wird es dunkel. Ich falle in eine andere Welt.

Als ich nach fünf Wochen wieder aufwache, weiß ich von all dem nichts mehr. Und auch während des darauf folgenden halben Jahres nicht.

Das menschliche Gehirn hat die schützende Eigenschaft, schwere traumatische Erlebnisse aus der Erinnerung zu löschen. Man nennt es retrograde Amnesie. Anhand von Indizien, Erzählungen, Details zum Unfall begann mein Gehirn jedoch, das Vergessene wie ein Mosaik aus einzelnen Puzzlesteinen wieder zusammenzusetzen.

Als ich wieder zu Hause war, brauchte ich einige Zeit, um den PC wieder zum Laufen zu bringen. Als alle Updates installiert waren, konnte ich mit der Indiziensuche beginnen und fand Dokumente, die ich kurz vor dem Unfall noch erstellt hatte. Sie erinnerten mich an meinen letzten Tag und den Moment meiner Entscheidung zur Radtour, nicht aber mehr an deren Beginn.

Ich fand zu Hause meine Trainingsuhr, die ich bei der Unfallfahrt getragen hatte, und hoffte, dass sie noch so weit intakt war, dass ich Daten auslesen konnte und Hinweise auf den Tourverlauf bis zum Unfall bekam. Kathrin hatte sie aus der Klinik mitgenommen und auf meinen Schreibtisch gelegt. Auf der Suche nach der Anleitung für den Synchronisationsprozess, den ich inzwischen vergessen hatte, stieß ich im PC auf einen Ordner mit Aufzeichnungen meiner früheren Touren und wurde neugierig: Vielleicht kämen mir wieder Erinnerungen, wenn ich mir die letzte Tour vor dem Unfall noch einmal ansähe.

Ich war höchst überrascht, dass die letzte dort gespeicherte Datei auf den dritten März datiert war, also eine Woche nach meinem Unfall. Da lag ich doch im Koma!

Ich konnte die Datei problemlos öffnen und war fassungslos: Ich sah nicht nur meine komplette Unfallfahrt vom 25. Februar, sondern auch den Moment des Aufpralls, die Bergung aus dem Abhang, die Dauer der medizinischen Versorgung am Straßenrand, die rasende Fahrt im Krankenwagen bis zur Ankunft in der Intensivstation der Städtischen Klinik! Alles war im Sekundentakt mit Koordinaten aufgezeichnet worden. Ich konnte sehen, dass wir mit einem Spitzentempo von 150 Stundenkilometern durch die Stadt rasten und nach 17 Minuten das Krankenhaus erreichten. Der letzte Datenpunkt wurde um 18 Uhr, 11 Minuten und 21 Sekunden direkt vor der zentralen Notaufnahme gespeichert. Dann stellte die Uhr ihre Aufzeichnungen ein.

Eine Woche später brachte Kathrin die Uhr in mein Arbeitszimmer, wo sie sich selbstständig über die drahtlose Bluetooth Schnittstelle mit meinem immer noch laufenden PC synchronisierte.

Ein halbes Jahr nach meinem Unfall war das Gerichtsverfahren abgeschlossen. Ich hatte inzwischen die Akten bekommen und darin Zeugenaussagen und weitere Puzzlesteinchen gefunden, die mein Bild vom Unfallgeschehen ergänzten.

Der Fahrer war alkoholisiert gefahren und hatte vielleicht in der Kurve nach der Ampel etwas forscher als sonst beschleunigt. Möglicherweise war er in guter Stimmung, schließlich war es Feierabend und auch nicht mehr weit bis nach Hause. Er beugte sich hinüber zum Handschuhfach, um noch die richtige CD herauszusuchen. Dann ruckelte das Auto, er sah auf und merkte panisch, dass er mit einem Rad bereits auf den rechten unbefestigten Seitenstreifen geraten war. Er riss das Steuer nach links, aber zu heftig. Der Wagen geriet ins Schleudern, drehte sich um die eigene Achse und geriet auf die andere Straßenseite, nun völlig außer Kontrolle. Der entgegenkommende Radfahrer hatte keine Chance. So war es wohl gewesen.

Nach acht Monaten forderte die Versicherung des Unfallfahrzeugs einen Arztbericht an, um die voraussichtlichen Folgekosten abschätzen zu können und schickte mir eine Kopie dieses Berichts. Darin fand ich eine ausführliche Darstellung der Geschehnisse, Beobachtungen und Maßnahmen direkt nach dem Unfall.

Ich merkte, wie meine Gedanken an das Unfallgeschehen mich psychisch belasteten. Die Fakten und die Stück für Stück wieder einsetzenden Erinnerungen waren interessant, aber nicht schön. Es gab Nächte, in denen ich schlecht schlief, mehrere Stunden wach lag und grübelte.

Die Rehakliniken unterhalten professionelle psychologische Beratung, um den Patienten zu helfen, die psychisch unter Unfallfolgen leiden. Ich gehörte zu denjenigen, die nicht unter posttraumatischen Belastungsstörungen litten, und war froh, dass ich die psychologische Hilfe nicht in Anspruch nehmen musste. Sollte sich das jetzt ändern?

Ich hatte mir vorgenommen, meine Zeit vorrangig den wichtigen, nützlichen oder schönen Angelegenheiten zu widmen. Welche Rolle spielt das Erinnern an den Unfall? Wem nützt es, fragte ich und merkte, dass mir nichts Positives dazu einfiel.

Der Unfall war ein großer Einschnitt, ein Zufall, ein Reset, der mein Leben verändert hatte, und Freunde und Bekannte hatten gefragt, was mit dem Unfallfahrer geschehen sei, welche Strafe er bekommen habe und ob er sich überhaupt gemeldet habe nach dem Unfall.

Ja, er hatte sich gemeldet und einen Brief geschrieben, in dem er ein Gespräch anbot und sagte, dass es ihm leid tue. Dies war zu der Zeit, als ich noch im Koma lag und Kathrin für sich entschied, dass sie jetzt kein Gespräch wolle und selber erst mit all den Dingen fertig werden musste, die jetzt über sie hereingebrochen waren.

Der Fahrer war in dem Gerichtsverfahren zu einer Geldstrafe von 3.500 Euro und acht Monaten Führerscheinentzug verurteilt worden. Manche Bekannte empörten sich und meinten, das sei viel zu wenig und stünde in keinem Verhältnis zu dem angerichteten Schaden. Natürlich nicht, doch wieso sollte mich das beschäftigen?

Ein anderer Gedanke zu meinem Unfall war mir gekommen. Er fand zur Zeit des einsetzenden Berufsverkehrs statt. Normalerweise fahren die nach Hause eilenden Pendler mit

Tempo hundert an meiner Unfallstelle vorbei. Wenn ich damals nicht an dieser Stelle mit meinem Rad gefahren wäre, hätte der Unfallfahrer nicht mich, den Radfahrer, sondern eines der dann mit hoher Geschwindigkeit entgegenkommenden Fahrzeuge frontal getroffen. Der Schaden wäre dann ungleich höher gewesen, es hätte vielleicht Tote gegeben. Vielleicht hatte mein Unfall damit also sogar sein Gutes, indem er Schlimmeres verhütete? Dieser Gedanke gefiel mir und ich fand, dass ich so das Thema Unfall mit einem guten Gefühl abschließen konnte.

Weitere Details waren für mich nicht wirklich wichtig. Wirklich wichtig war die Zeit nach dem Unfall, der permanente Fortschritt, dass Wiedereintauchen in das Leben, der neue Blick auf die Chancen und Möglichkeiten.

Ruhet in Frieden, dachte ich, ich will nicht länger in dieser dunklen Stunde herumforschen.

Es war grauer November geworden, die Tage wurden kalt und nass. Doch plötzlich riss der Himmel auf und zauberte ein paar Sonnenstrahlen hervor.

Ich zog mich an, nahm meine Stöcke und ging hinaus. Hier war er wieder, der Geruch nach feuchter Erde, nassem Laub und Moos. Vorsichtig ging ich die 42 Stufen hinunter bis zum Gehweg. Dann startete ich die Aufzeichnung.

Ich hatte mir Walkingstöcke gekauft und erste Gehversuche damit gemacht. Gegenüber den Krücken fühlte ich mich damit viel freier. Ich zeichnete auf meinen Wegen jetzt wieder Strecke und Geschwindigkeit auf, wie früher beim Training, bekam neue „Rekorde“ gemeldet und freute mich an den Erfolgen.

Ich konzentrierte mich auf meine Schritte und spürte, wie die Bewegungen zunehmend runder wurden und versuchte, mich jetzt ein bisschen zu fordern. Mein nächstes Ziel war es, einen Kilometer in weniger als 15 Minuten zu schaffen. Und dann würde ich versuchen, dieses Tempo auch über eine etwas längere Strecke durchhalten. Und dann vielleicht auch einmal wieder ganz ohne Stöcke gehen. Und dann wieder Radfahren. Und vielleicht auch wieder joggen.

Ich freute mich über mein Glück, noch so viel erreichen zu können.

49
… und heute

Wieder liege ich in der berufsgenossenschaftlichen Unfallklinik, doch diesmal konnte ich meinen Aufenthalt langfristig vorbereiten. Nachdem ich mich auch ohne Krücken sicher fühlte, sollte meine linke Hand wieder beweglich werden. Die Operation liegt hinter mir, ich bin zufrieden – und habe Zeit, das letzte halbe Jahr zu rekapitulieren.

Meine täglichen Gehübungen wurden mit der Zeit immer länger und schneller. Erst mit Krücken, dann mit Walkingstöcken und schließlich ohne Hilfen. Jede dieser neuen Gangarten führte zunächst zu einem Verlust an Geschwindigkeit, den ich aber recht schnell wieder aufholen konnte, nachdem sich mein Körper an die neuen Freiheitsgrade gewöhnt hatte.

Für meine alten Marathon Trainingsschuhe ließ ich mir Einlagesohlen fertigen, um den Längenunterschied der Beine auszugleichen. In der medizinischen Trainingstherapie machten wir systematische Vorübungen zum Joggen: Beinpresse und Quadrizepsstrecker zum Kräftigen der Muskeln, Stepper, Trampolinübungen und schließlich das Laufband. Begleitend dazu Dehnübungen, um eine bessere Beweglichkeit und größere Schrittlänge zu erreichen. Am Anfang war alles entsetzlich steif. Bei den ersten Spagatversuchen konnte ich meine Beine gerade einmal 60 Zentimeter auseinanderbekommen, die kleinste Stellung der Gymnastikvorrichtung war mir fast schon zu schwer. Es fühlte sich so an, als ob auch an den Beinen falsche Knochen im Wege waren, aber meine Therapeutin ermutigte mich immer wieder und meinte, dass da, wo ich den Schmerz spürte, eigentlich gar keine Knochen sein könnten. Also probierte ich es immer weiter und merkte tatsächlich, wie über die Wochen die Bewegungen immer besser gelangen und auch der Schmerz jetzt kontrollierbar war, nicht mehr unerwartet und stechend, sondern sanft steigend, so wie ich es von meinen früheren Dehnübungen nach dem Marathontraining kannte.

Trotz dieser Erfolge im Fitnessstudio wollte mir ein bedeutender Tempozuwachs im Freien nicht so recht gelingen. Immer wieder hatte ich draußen erste Joggingversuche gemacht, war dabei aber kaum schneller gewesen als beim zügigen Gehen. Die besten Kilometerzeiten lagen knapp unter 10 Minuten.

Nun, nachdem im Fitnessstudio die Leistungssteigerung objektiv nachweisbar war, wollte ich es auch im Freien wissen. An einem Sonntag war ich in Rekordlaune und zog mir anstelle der Wanderschuhe erstmals die Joggingschuhe wieder an. Diesmal startete ich meine Aufzeichnung erst, nachdem ich die Treppe bereits heruntergegangen war, nichts sollte meinem Tempoversuch im Wege stehen. Die ersten 500 Meter wollte ich noch gehen, um warm zu werden und meine Bewegungskoordination zu aktivieren.

Die Zeitansage nach 500 Metern sah mich bereits im Rahmen des bisherigen Rekordtempos. Jetzt begann ich vorsichtig zu traben und versuchte, diesmal besonders locker zu sein. Ich konzentrierte mich auf meine Bewegung und versuchte, mich bei den Schritten kräftiger als zuvor abzustoßen. Der Knochen sollte inzwischen wieder voll belastbar sein und auch eine kleine Flugphase schadlos überstehen, nur stürzen sollte ich noch nicht.

Jetzt fühlte es sich bereits an, wie ein Trainingslauf, ich spürte die Euphorie und ließ mich von ihr hinreißen, noch größere Schritte zu wagen. Dann merkte ich die Anstrengung. Jetzt bloß nicht aufgeben, durchhalten, wenigstens bis zur ersten Zwischenzeit.

Nach 500 Metern kam die Ansage: 8 Minuten 47 Sekunden pro Kilometer, mehr als 1 Minute schneller als je zuvor!

Jetzt wollte ich durchhalten und die vollen tausend Meter schaffen. Bei 8 Minuten 38 Sekunden hatte ich den ersten Kilometer geschafft, neuer Rekord! Jetzt weitermachen, Kurs auf den Meilenrekord. Danach die drei Meilen und schließlich die fünf Kilometer. Die Meilen wurden nicht angesagt, aber ich wusste, dass die Rekorde fallen würden, wenn ich mit meinen Kilometerzeiten nur deutlich unter 10 Minuten bliebe.

Den zweiten Kilometer schaffte ich in 8 Minuten 8 Sekunden. Jetzt aber merkte ich die Anstrengung wirklich und versuchte, mit weniger Kraft, aber lockerer zu laufen. Mein Ziel war es, auf diese Weise über die gesamte Strecke von fünf Kilometern zu kommen. Am Ende lag ich bei jedem Kilometer unterhalb von 9 Minuten und konnte sogar noch einen kleinen Endspurt machen. Ich hatte alle meine Kurzstreckenrekorde pulverisiert und den ersten Fünfkilometerlauf geschafft!

Der Knoten war geplatzt. Ich wusste jetzt, dass ich wieder joggen konnte und damit eine Basis hatte, meine Fitness aufzubauen. In den folgenden Wochen gelang es mir, das Tempo weiter zu steigern. Mein nächstes Ziel, die fünf Kilometer in weniger als 40 Minuten, schaffte ich drei Wochen später. Als ich die Zeitansage hörte, war ich so motiviert, dass ich in flottem Tempo weiterging und gleich die Zehnkilometer Rekordzeit in Angriff nehmen wollte. Ich war überrascht, dass mein erster Gehkilometer immer noch deutlich schneller war, als früher vor dem Joggingdurchbruch. Das gab mir noch mehr Motivation und brachte mich schließlich in 1 Stunde 24 Minuten 30 Sekunden über die Strecke, fast 20 Minuten schneller als zuvor. Zwei Wochen später schaffte ich den schnellsten Kilometer in 7 Minuten 1 Sekunde.

Ich habe mich beim nächsten Citymarathon in Karlsruhe angemeldet, mein Traum aus der Reha soll wahr werden. Ich werde demnächst meine Therapeutin besuchen und fragen, ob sie in der Staffel mit mir laufen will. Es ist noch nicht die ganze, und auch nicht die halbe Strecke, doch auch mit 6, 9, 12 oder 15 km will ich dabei sein.

Heute, am Sonntag, ist es in der Klinik friedlicher als sonst. Später, am Nachmittag, werden die Besucher kommen und es wird laut werden, jetzt aber ist es ruhig und beschaulich hier. Ich bin allein im Raum, denn mein Mitpatient, mit dem ich das Zimmer teile, wurde vor zwei Stunden in den Operationssaal gebracht. Für eine weitere Stunde wird es voraussichtlich ruhig bleiben.

Diesmal habe ich bei der Aufnahme Glück gehabt. Mein Bett steht in einem Zweibettzimmer am Fenster im achten Stock und ich freue mich über all die kleinen Vorteile, die mir dieser Platz bietet, den Schutz vor Lärm und Unruhe auf der linken Seite, die Fensterbank als zusätzliche Ablagefläche, der schöne Blick nach draußen über die Dächer der angrenzenden Klinikgebäude, Felder und Bäume bis hin zum Pfälzer Wald. Die Vogelstimmen können sich gerade noch gegen das gleichmäßige Rauschen der nahen Autobahn durchsetzen. Die unruhige letzte Nacht ist vergessen, fast ist es schön jetzt.

Ich hatte heute schon Physiotherapie, für die ich, am Sonntag, eine besondere oberärztliche Anordnung brauchte; weil der bisher erreichte Erfolg durch Eigenübungen nicht bewahrt werden kann, so hieß es darin.

Fast so weit wie ein gesunder Mensch konnte ich bereits zwei Tage nach der Operation den Arm wieder drehen, alle waren beeindruckt, und auch ich war begeistert. Jetzt kam es darauf an, am Ball zu bleiben und die richtige Balance aus Bewegung und Ruhe zu finden, damit die Wunden heilen konnten, die Sehnen aber nicht erneut verkleben würden, und vor allem verhindern, dass erneut ein Wachsen falscher Knochen die Drehung hemmt.

„Woran erkenne ich, dass die Balance richtig ist?“, hatte ich gefragt. Nicht nur in Bezug auf den frisch operierten Arm, sondern generell wollte ich wissen, ob ich mich vielleicht bei meinen anderen Rehaübungen einschränken sollte, die ich kurz nach der Operation wieder aufgenommen hatte. Die kleinen Wanderungen, aus dem Klinikgelände heraus, die mich, von Tag zu Tag etwas weiter, zu nahegelegenen kleinen Seen geführt hatten, übriggebliebenen Schleifen des Altrheins, die hier, am Rande von Ausfallstraßen und Industriegebieten kleine, unerwartete Naturoasen gebildet hatten. Gestern waren es 7,2 km gewesen.

„Achten Sie auf Ihr Körpergefühl“, hatte mir die Therapeutin geraten, „wenn Sie nach den Übungen keine besonderen Schmerzen verspüren, dann ist es gut.“

Der Rat gefällt mir, er passt so wunderbar in meine neue Welt. Es lohnt sich, die kleinen Hinweise wahrzunehmen, nicht nur des Körpers.

Den lieben Gott erkenne ich durch seine Hinweise, mit denen er mich durchs Leben führt. Selten sind sie groß und stark, wie damals, in meinen Träumen. Oft sind sie zart und immer unaufdringlich, nur Angebote, mich darauf einzulassen. Ich finde sie jeden Tag, und an den unterschiedlichsten Stellen, wenn etwas unerwartet gut verläuft, kleine Zufälle zusammentreffen, sich gegenseitig verstärken und ein großes Glücksgefühl auslösen. Es macht Spaß, danach zu suchen und die kleinen Funde bewusst zu erleben. Der Sinn des Lebens ist keine Suche mehr. Das Leben wurde mir neu geschenkt und macht mir täglich Vorschläge.

Das größte Glück liegt für mich darin, wenn ich anderen helfen kann und spüre, dass es funktioniert hat, dass es sie freut. Es ist schön, wenn ich selber etwas Gutes erlebe, Glück wird es, wenn das erlebte Schöne in einem größeren Zusammenhang steht. Zum Beispiel, wenn ich anderen von meinen Erlebnissen erzähle und merke, dass auch sie etwas davon haben. Oder wenn das Schöne das Ergebnis eines Plans ist und ich mich vielleicht lange dafür anstrengen musste.

Vielleicht bin ich selbst Teil eines Plans. Mein Fahrradunfall und die Erlebnisse danach. Vielleicht haben sie ein Gutes gehabt und sind in einem größeren Zusammenhang nützlich. Dann wäre es ein guter Plan.

Ich könnte mir nichts Schöneres vorstellen!

Epilog: Das Märchen von den Granatäpfeln

Ein armer Korbmacher lebte mit seiner Frau seit vielen Jahren in einer Hütte. Mit der Zeit wurde die Arbeit immer schwerer und sie fragten sich, wie lange es wohl reichen würde, beide zu ernähren. Eines Tages entschlossen sie, dass es wohl das Beste sei, wenn er in die Welt hinauszöge, etwas Besseres zu suchen. Also schnürte der Korbmacher sein Bündel und zog los.

Nach langer Wanderung überkam ihn ein furchtbarer Durst, denn der Tag war heiß gewesen und er fragte sich, wo es hier wohl etwas zu trinken geben möge. Da sah er in der Ferne einen Brunnen, ging freudig auf ihn zu und beugte sich weit über dessen Rand, um nachzusehen, ob es Wasser gebe und wie er es wohl herauf bekommen könne. Dabei verlor er das Gleichgewicht und stürzte in die dunkle Tiefe!

Er dachte schon, es sei um ihn geschehen, doch plötzlich setzten seine Füße auf einem weichen Teppich auf und vor ihm öffnete sich ein Tor, das ihn auf eine große grüne Wiese führte. Dort warteten drei Jungfrauen und führten ihn zu einem nahegelegenen Bassin. Am Rande saß ein Frosch, der auf einen Jüngling in kostbarem Gewand starrte. Eine der Jungfrauen gab dem Korbmacher ein Glas Wein und sprach: „Sei uns willkommen, der du zu uns gefunden hast. Lange warten wir schon auf einen, der uns sagt, welche die Schönste von uns ist.“ Der Korbmacher trank den Becher leer, überlegte gut und sagte: „Die Schönste ist immer die, welche wir lieben!“

Da hüpfte der Frosch vom Wasser hinunter und verwandelte sich in eine Jungfrau, die schön war wie der helle Morgen. Der Jüngling sprang herzu und sagte: „40 Jahre haben wir auf die richtige Antwort gewartet. Du hast sie gegeben und sollst darum eine Belohnung erhalten, denn nun kann uns der Geist der Wüste nichts mehr anhaben. Er war es, der die Prinzessin, die er zur Frau begehrte, in einen Frosch verwandelte, als Strafe dafür, dass sie ihn zurückgewiesen hatte. Nimm als Belohnung dafür diese drei Granatäpfel."

Der Korbmacher steckte die drei Granatäpfel ein und verabschiedete sich, um seine Wanderung fortzusetzen. Alles war nun fremd, und er ging viele Stunden, bis er vor Müdigkeit nicht weiterkonnte, sich niederlegte und sofort einschlief. Als er wieder erwachte, erkannte er eine vertraute Umgebung, gar nicht weit von seiner Hütte, und beschloss, dass es wohl das Beste sei, erst einmal dahin zurückzukehren.

Wie überrascht aber war seine Frau, als sie ihn wiedersah, und auch er war überrascht, denn sie trug ein Kind im Arm. „Drei Jahre warst du weg", sagte sie, „ich habe mir Sorgen gemacht, ob du je wiederkommen würdest!" Der Korbmacher war über alle Maßen erstaunt und erzählte seine Geschichte und legte als Beweis die drei Granatäpfel auf den Tisch.

Das Kind freute sich über die schöne Frucht und sie beschlossen, einen der Äpfel aufzuschneiden und gemeinsam zu essen. Wie erstaunt waren sie aber, darin nicht die erwarteten süßen Kerne, sondern hunderte von schimmernden Perlen zu finden. Sie öffneten den zweiten Apfel und fanden hunderte von goldenen Ringen, und im dritten Apfel Diamanten, Rubine und Smaragde.

Nun hatte ihre Not ein Ende! Sie nutzten ihren Reichtum klug und lebten froh bis ans Ende ihrer Tage.

aus Armenien

Bilder

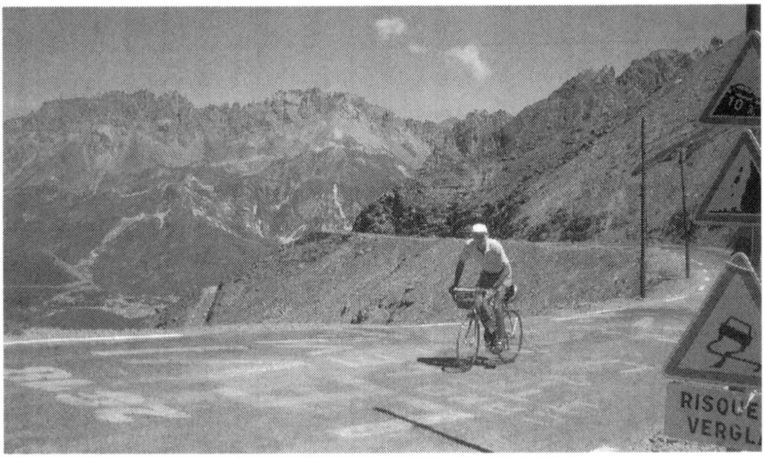

Passaufstieg zum Galibier (2.645 m), 10 Jahre vor dem Unfall.

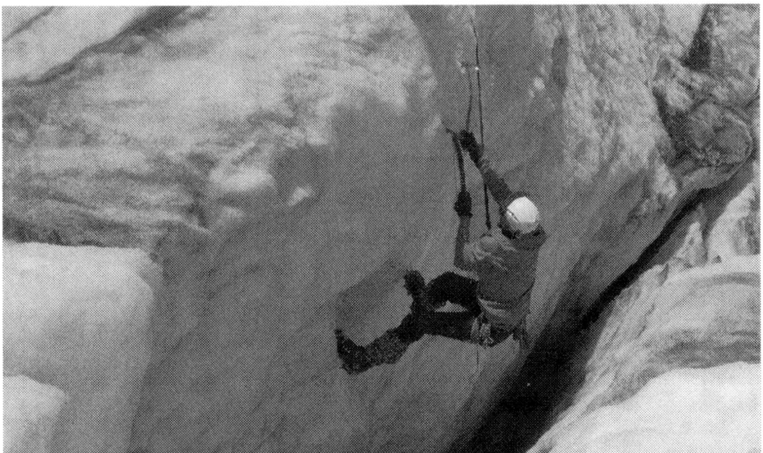

Eisklettern in einer Gletscherspalte am Piz Buin in der Silvretta, 8 Monate vor dem Unfall.

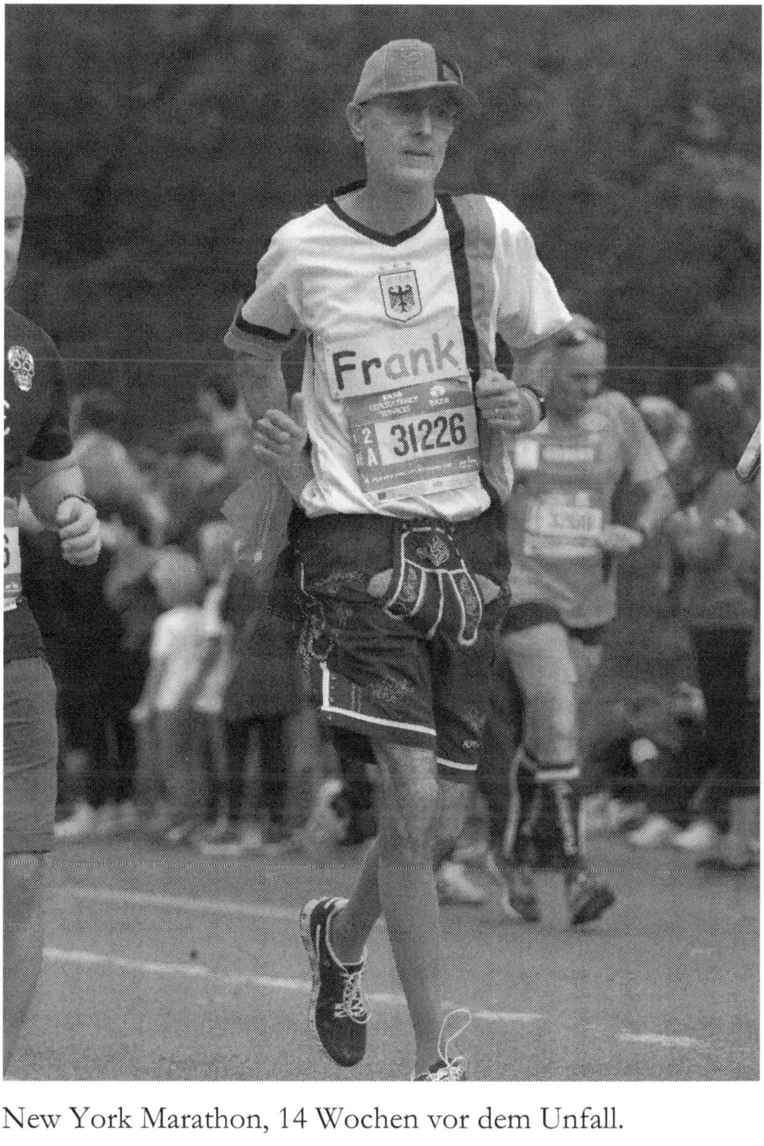

New York Marathon, 14 Wochen vor dem Unfall.

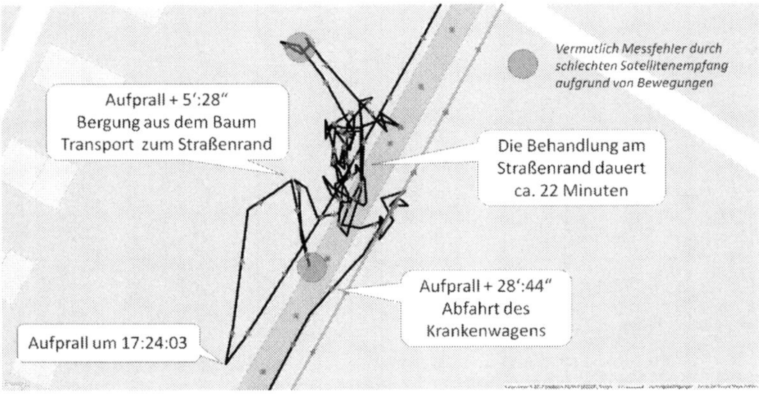

Aufzeichnungen der Trainingsuhr über die letzten Meter der Radtour, den Aufprall und die rekonstruierten Ereignisse danach. Der Krankenwagen parkte am rechten Straßenrand und fuhr um 17:53 Uhr zurück Die nach oben verlaufende graue Linie am rechten Straßenrand gehört zur Hinfahrt.

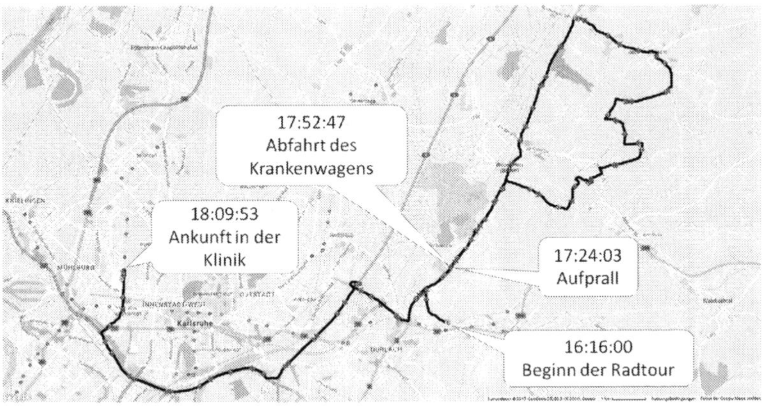

Aufzeichnung der gesamten Radtour (km 1 – km 27) und der Fahrt des Krankenwagens bis zur Klinik (km 28 – km 43). Der Krankenwagen fuhr mit Durchschnittstempo 100 km/h und Spitzengeschwindigkeit 150 km/h.

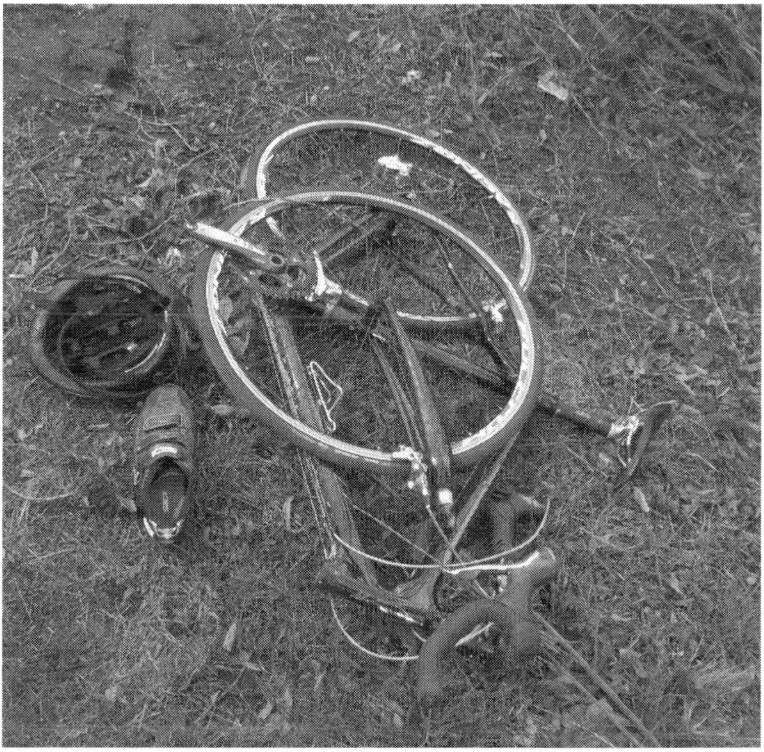

Das zerstörte Rennrad am Unfallort. Beim Frontalaufprall wurde der Gabelschaft abgerissen und das Rad dadurch in zwei Teile zerlegt, die jetzt übereinander liegen. Helm und Schuh wurden von den Ersthelfern dazugelegt.

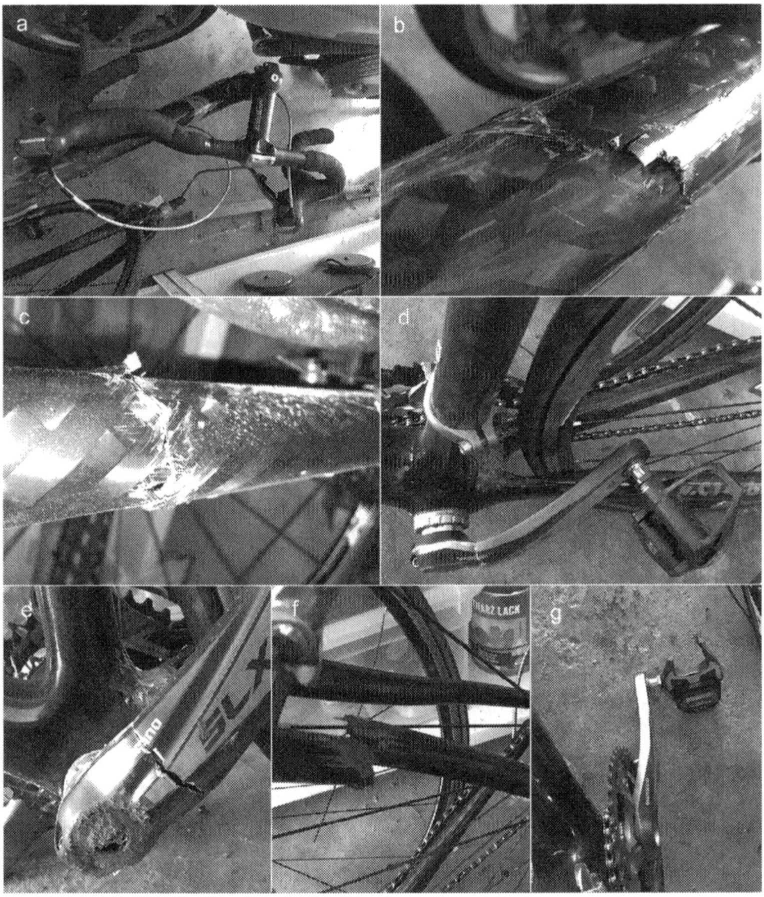

a. die Enden des Aluminium-Rennlenkers sind um nahezu 90° verbogen

b. Bruch im Oberrohr des Karbonrahmens

c. Bruch im Sitzrohr

d. verbogene und angebrochene (e.) Kurbel

f. gebrochene Hintergabel

g. gebrochenes Aluminiumpedal rechts

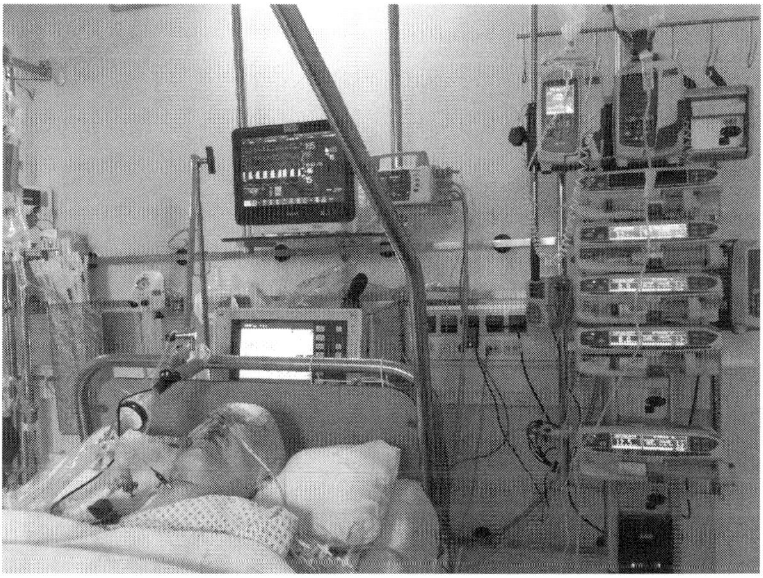

Intensivstation, 20 Stunden nach dem Unfall

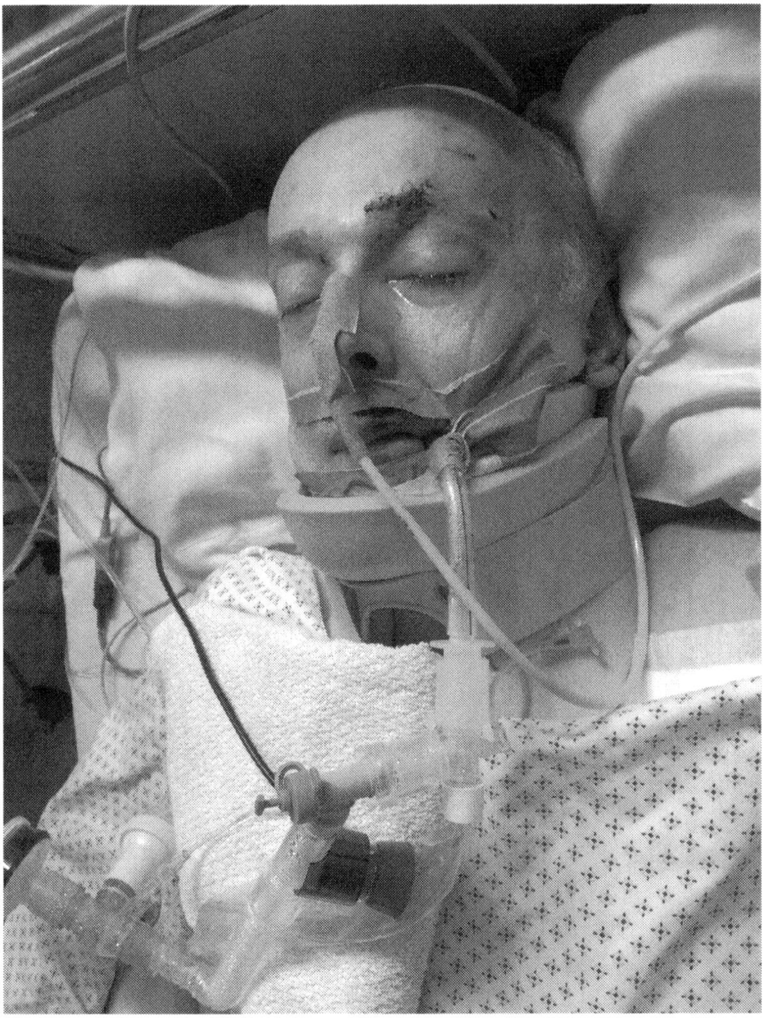

Intensivstation, 5 Tage nach dem Unfall. Eine Halskrause stabilisiert die angebrochenen Halswirbel. Die Beatmung erfolgt noch durch den Mund.

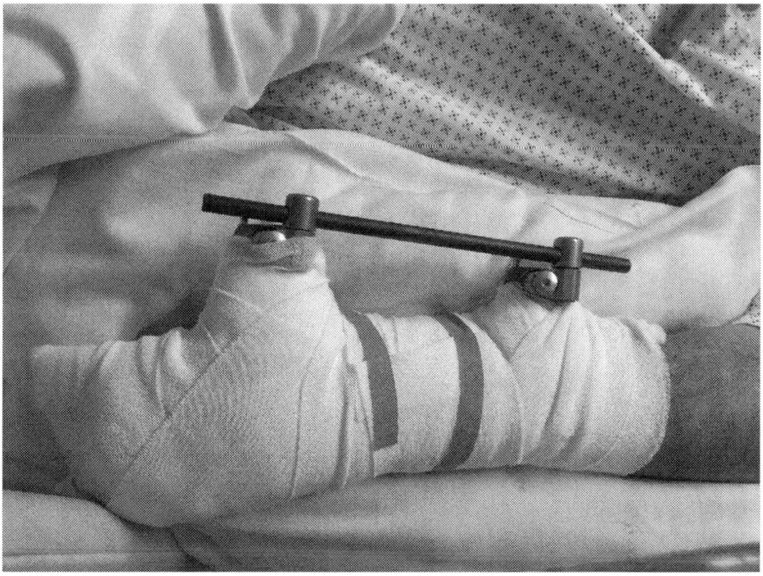

Die Trümmerbrüche an den Unterarmen werden zunächst mit einem „Fixateur externe“ stabilisiert und erst nach 17 Tagen operiert, weil vorher der Organismus noch nicht ausreichend stabil war. Erst zehn Tage später dürfen die Hände therapeutisch behandelt werden. Weil die Fingergelenke vier Wochen lang nicht bewegt wurden, sind sie jetzt steif.

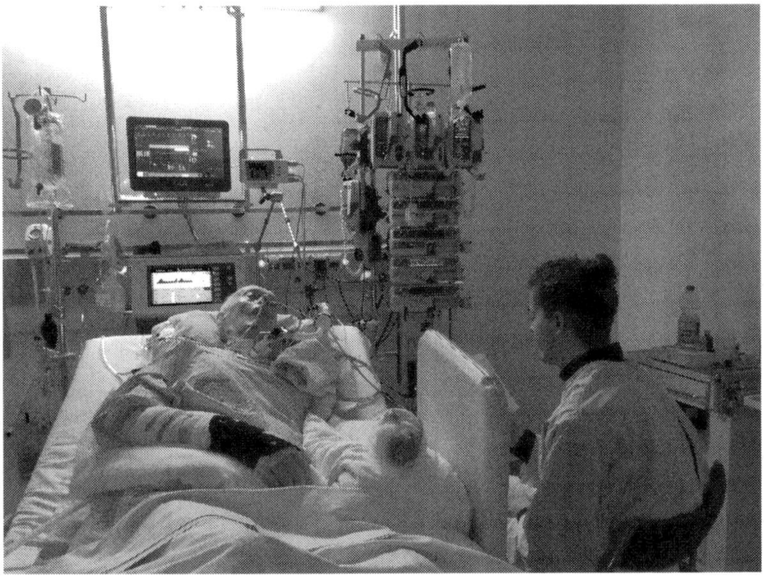

17. März, der Aufwachprozess soll eingeleitet werden, gelingt aber nicht. Vor drei Tagen wurde eine Trachealkanüle gelegt.
Paul liest aus „Kafka am Strand" von Haruki Murakami.

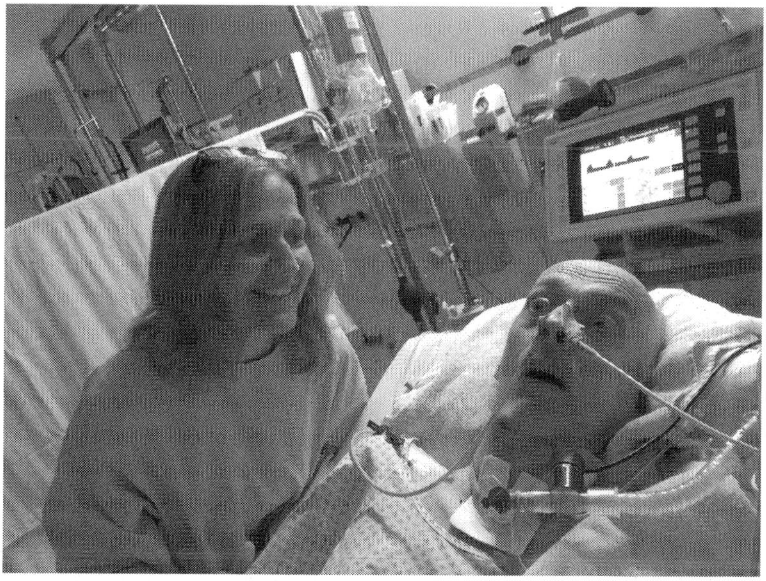

Karfreitag, 25. März, genau ein Monat nach dem Unfall. Das Koma dauert viel länger als geplant.
Kathrin erzählt vom nahen Osterfest und hofft, dass vielleicht doch etwas in mein Bewusstsein dringt.

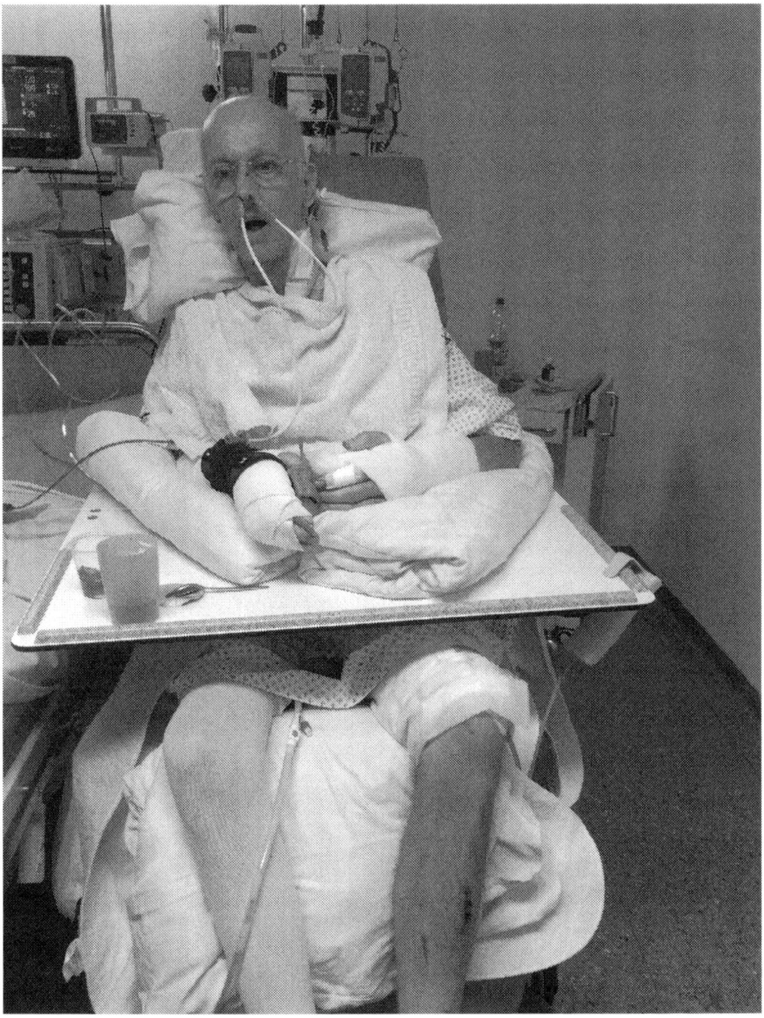

36 Tage nach dem Unfall erwache ich langsam aus dem Koma. Bereits einen Tag später gibt es erste Mobilisierungsversuche in einen Spezialstuhl.
Etwa ab diesem Zeitpunkt funktioniert meine Erinnerung wieder. Erstes Essen und Trinken: Götterspeise und Tee. Traum und Wirklichkeit sind noch verwoben.

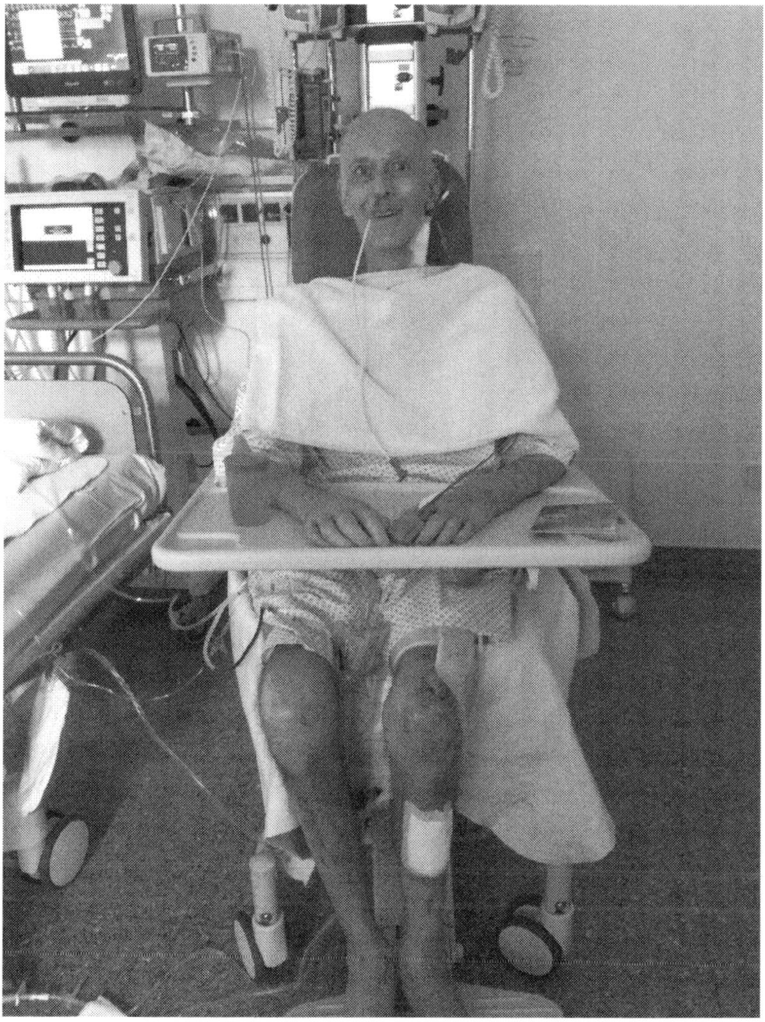

40 Tage nach dem Unfall: die Finger werden ab jetzt therapeutisch behandelt.

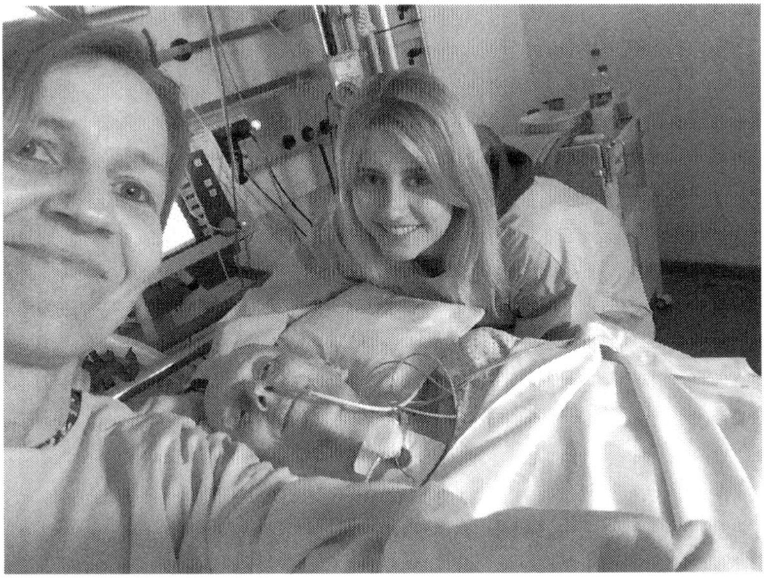

55 Tage nach dem Unfall: Schwierigkeiten bei der Atmung und ein Verdacht auf Lungenentzündung verzögern eine Überstellung zur Reha, die schließlich eine Woche später erfolgt.

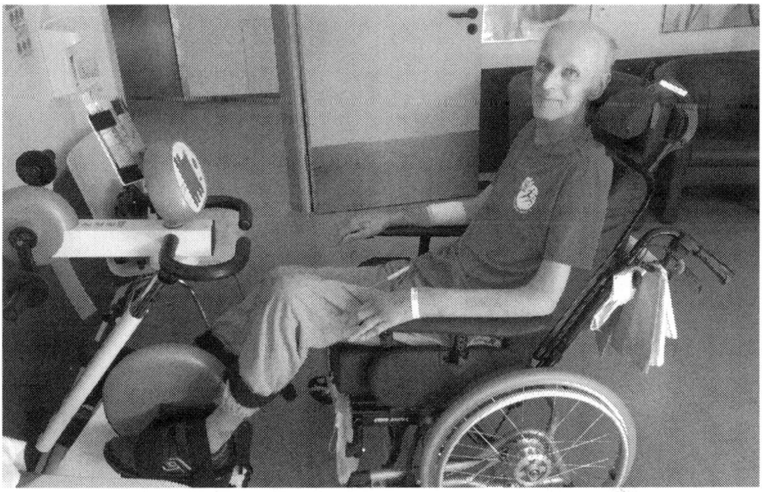

Übungen auf dem „Motomed“, einem für Rollstuhlfahrer geeigneten Fahrradergometer. Erste Belastungsstufe: kleiner als ein Watt! Noch ist es der „Komfort“–Rollstuhl, der zwar recht bequem ist, aber kein eigenes Fortkommen erlaubt.

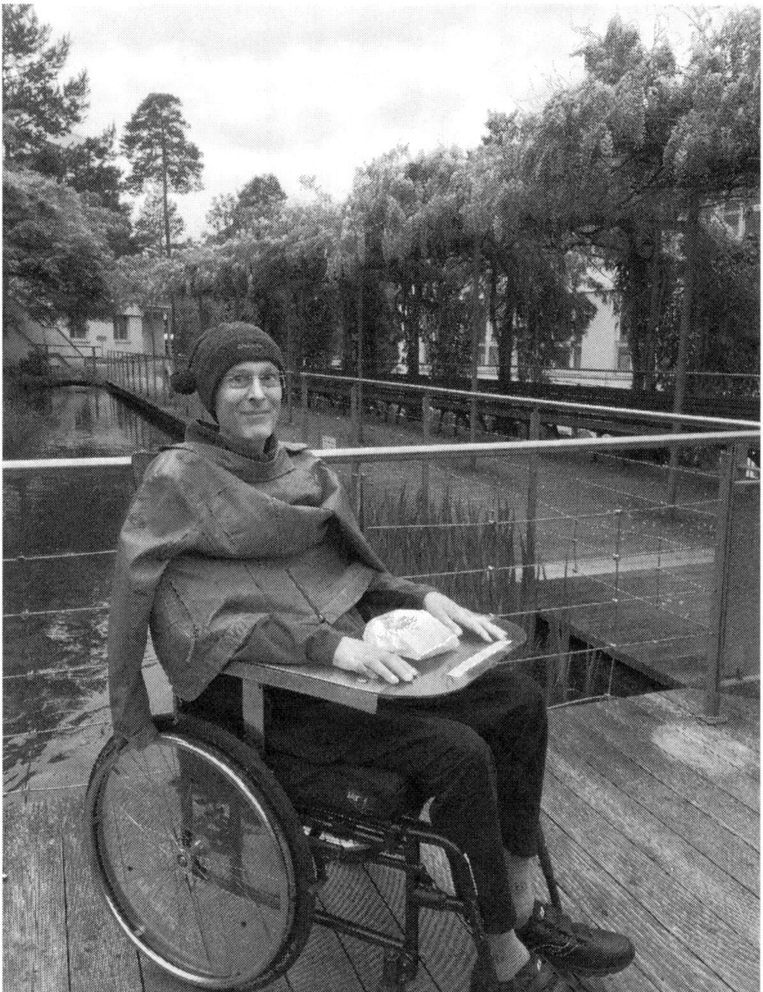

Ausflug in den Patientengarten, jetzt bereits mit dem Übungsrollstuhl.

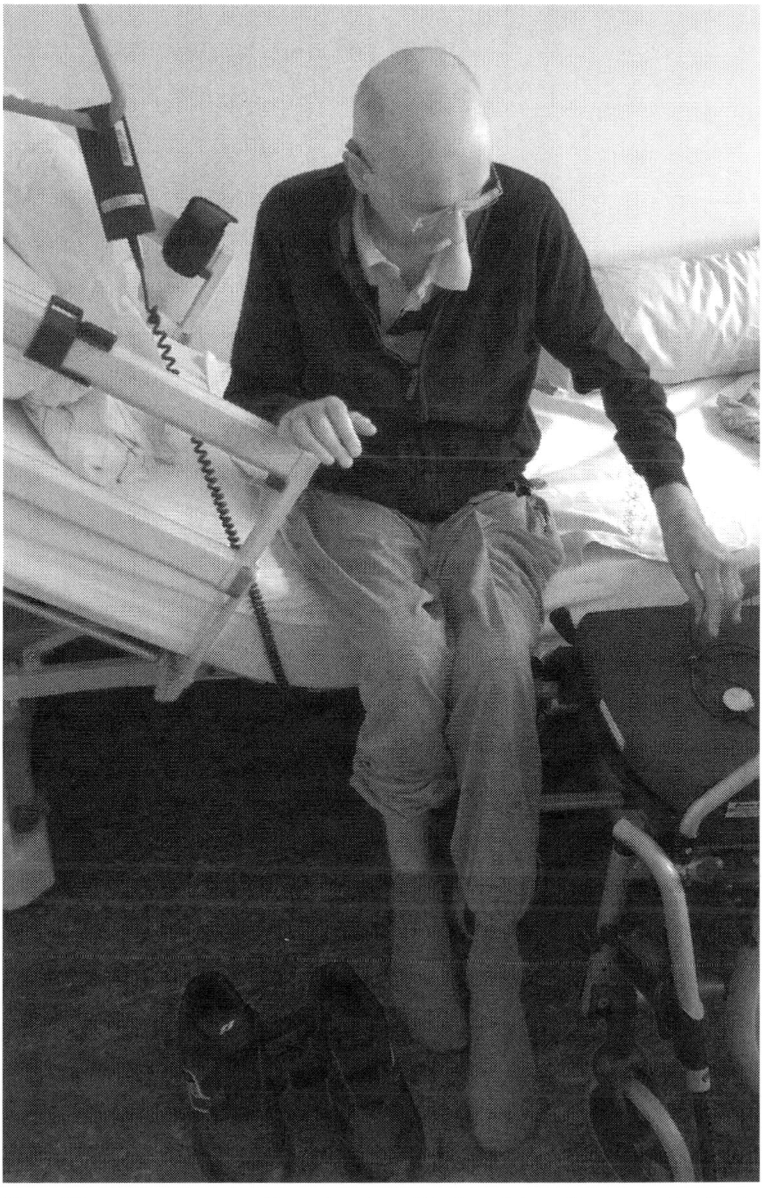

Das Umsetzen vom Bett in den Rollstuhl gelingt nach dreieinhalb Monaten zunehmend besser.

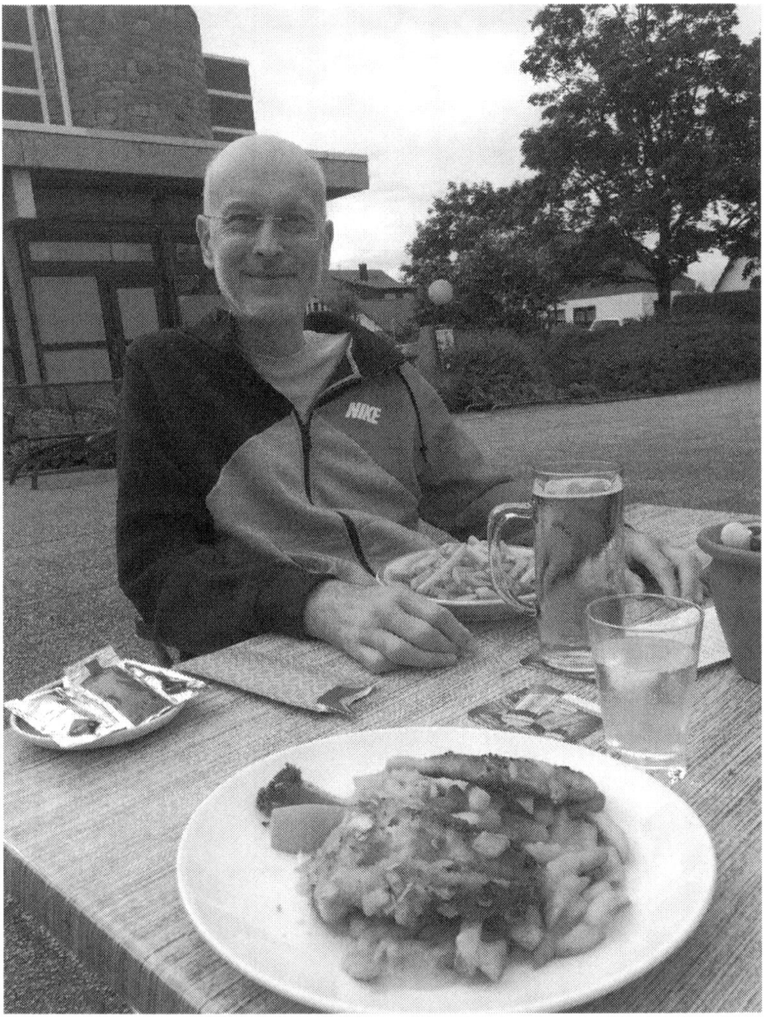

Erster Ausflug nach vier Monaten.

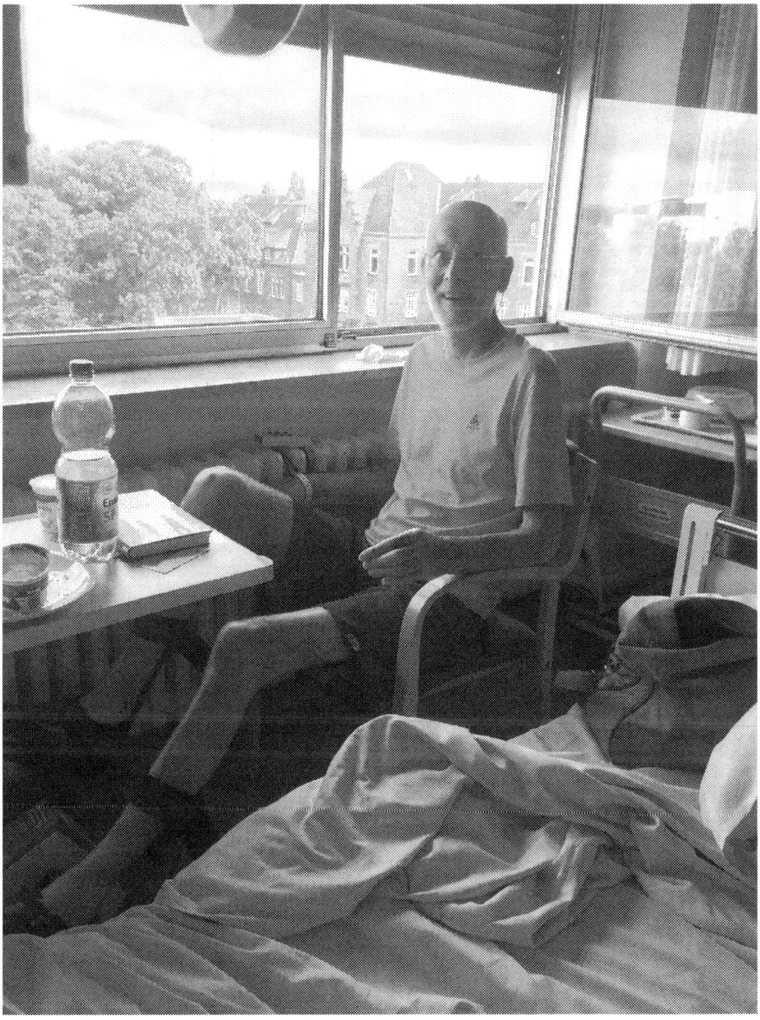

Das kleine Ergometer in der Klinik, kurz vor der Milzoperation. Immer noch kaum Muskeln an den Beinen.

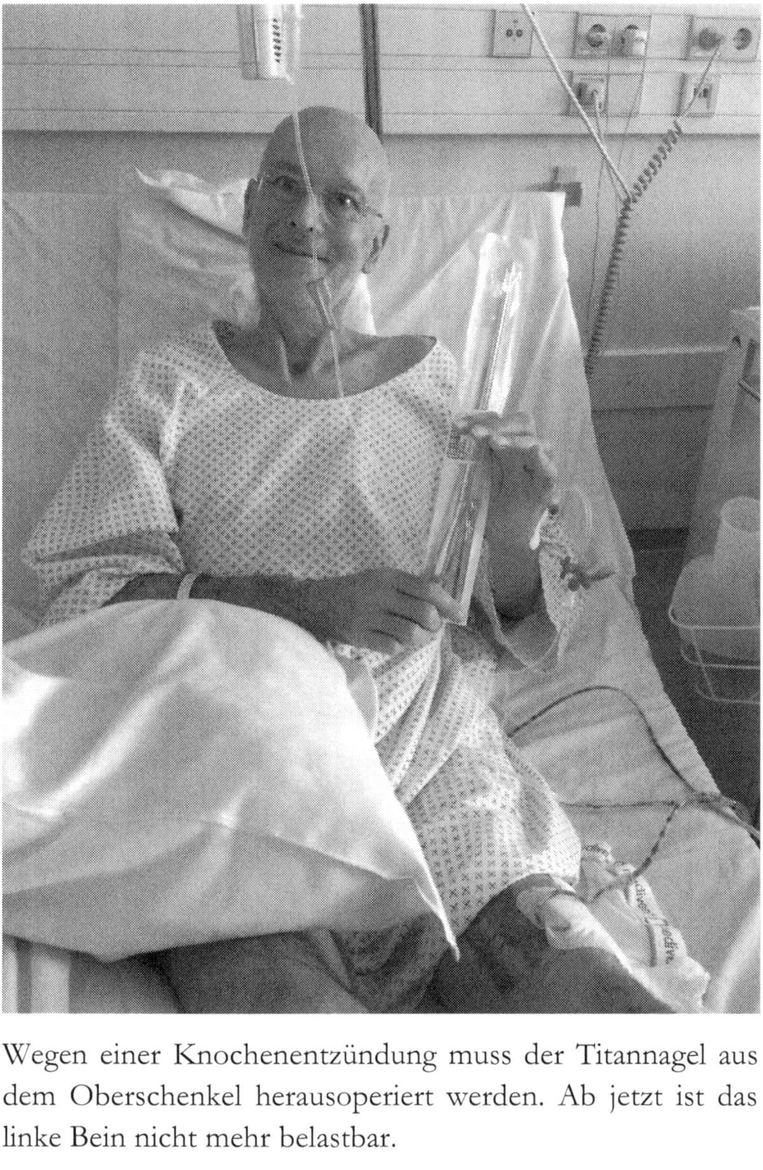

Wegen einer Knochenentzündung muss der Titannagel aus dem Oberschenkel herausoperiert werden. Ab jetzt ist das linke Bein nicht mehr belastbar.

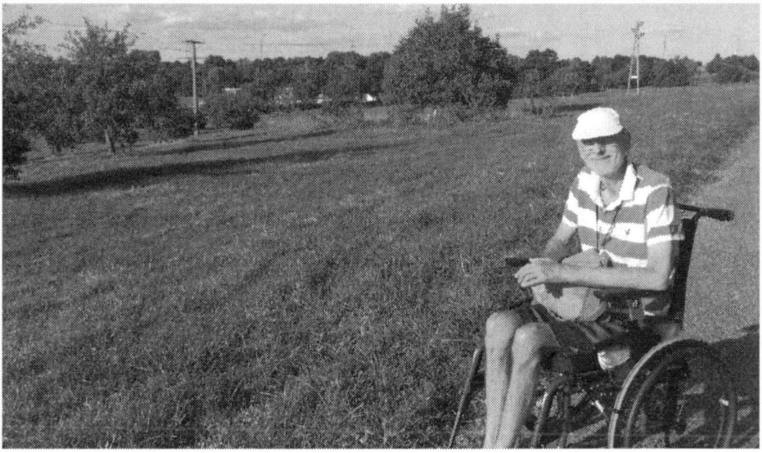

Ausflug mit dem eigenen Rollstuhl, ein halbes Jahr nach dem Unfall.

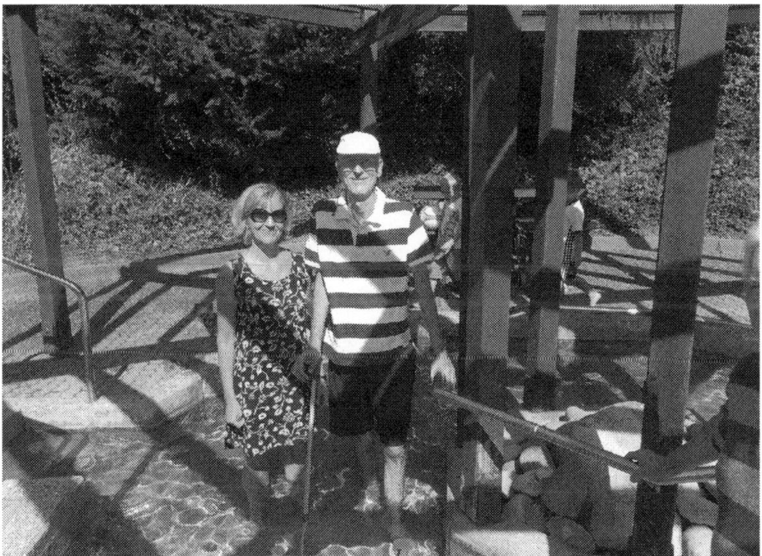

Das Kneippbecken im Park der Rehaklinik bietet in den heißen Sommertagen eine willkommene Abkühlung.

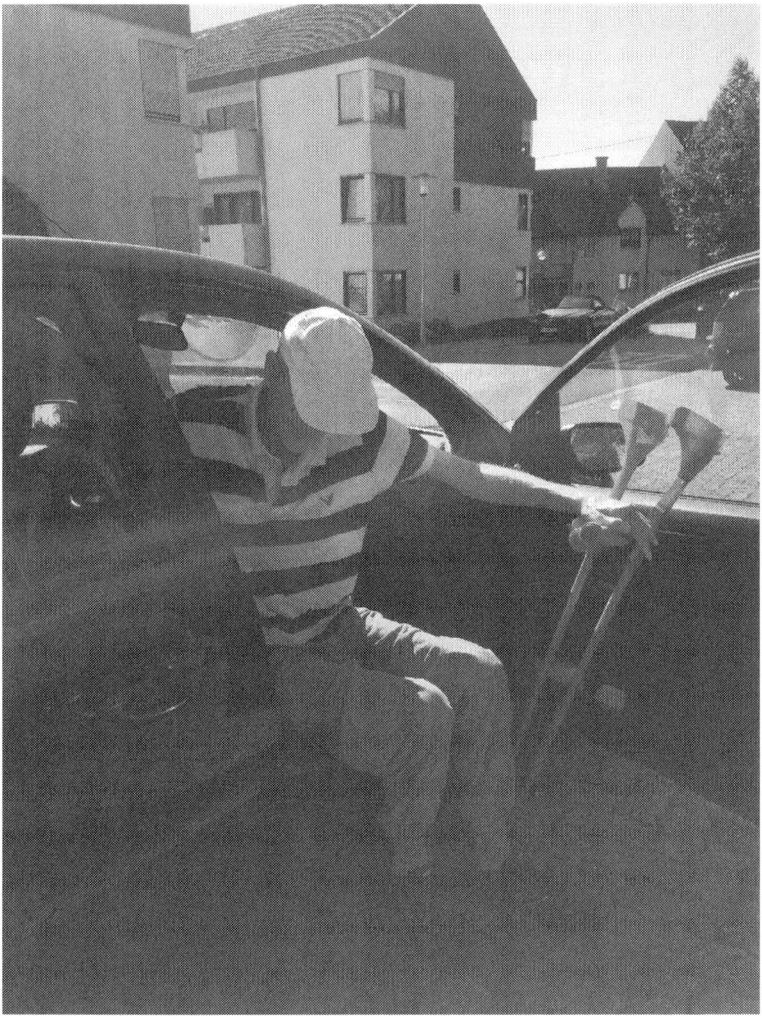

Der erste Besuch zu Hause, sieben Monate nach dem Unfall.

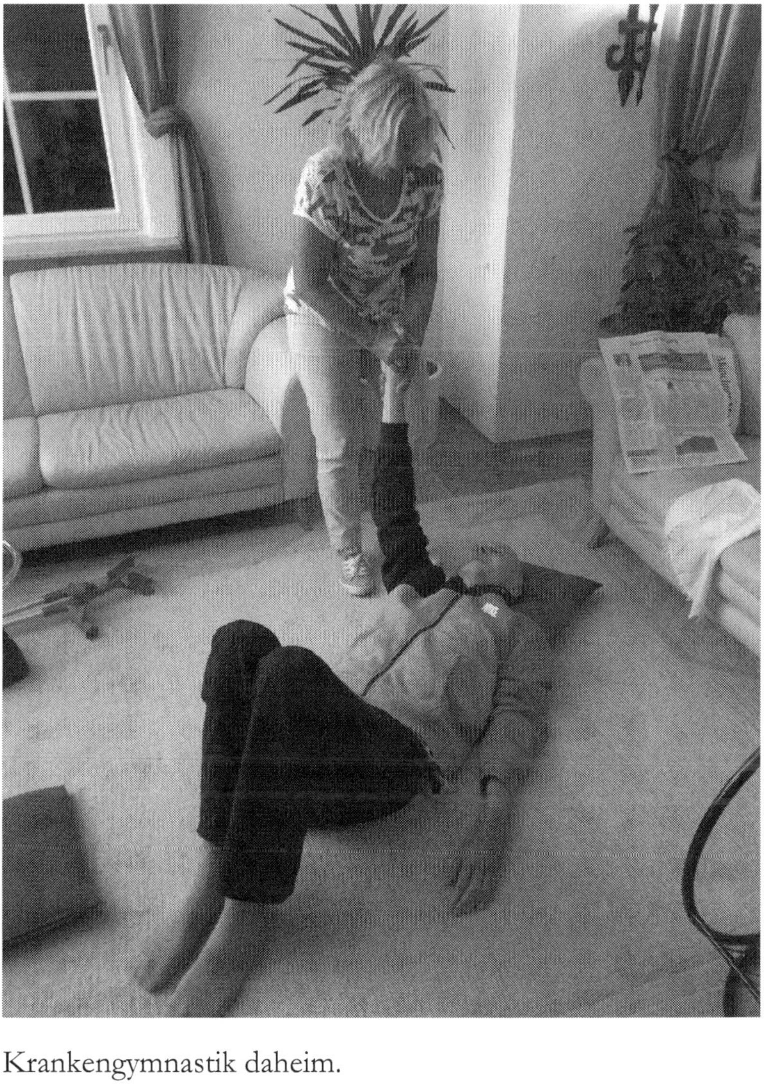

Krankengymnastik daheim.

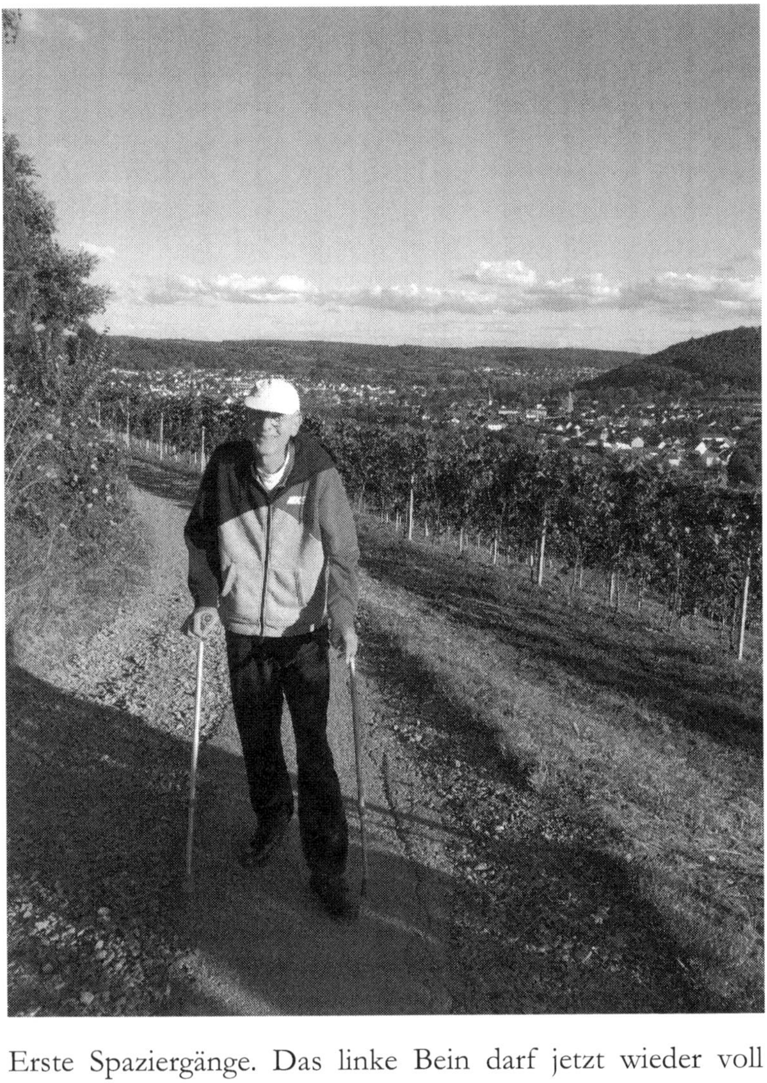

Erste Spaziergänge. Das linke Bein darf jetzt wieder voll belastet werden, ist aber nach zweieinhalb Monaten Schonung viel schwächer als das rechte.

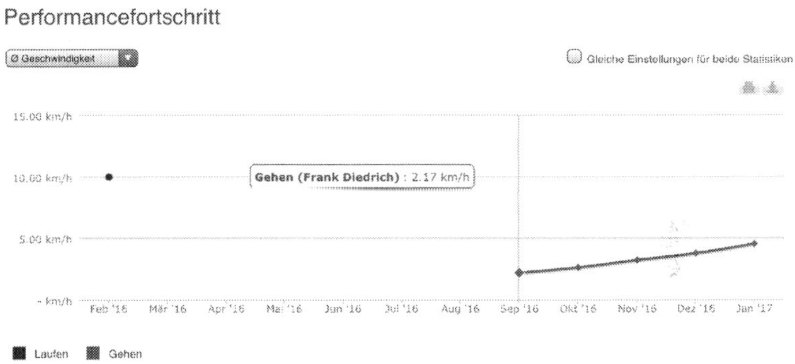

Protokoll des durchschnittlichen Trainingstempos.
Nach rechts sind die Monate von Februar 2016 bis Januar 2017 eingetragen. Die Höhe der Punkte stellt das durchschnittliche Trainingstempo im jeweiligen Monat dar.
Der linke Punkt kennzeichnet das Marathon-Wintertraining im letzten Monat vor dem Unfall.
Rechts erkennt man den Fortschritt der ersten vier Monate mit Vollbelastung des rechten Beins, dazwischen liegen sieben Monate „Trainingspause“ (der September hatte nur einen Übungstag).

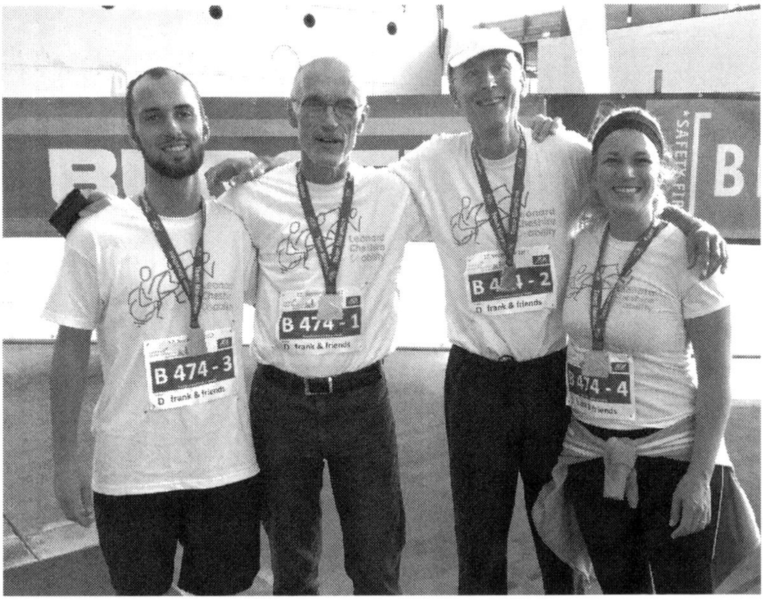

17.9.2017 Der Traum vom Marathon wird wahr, zusammen mit meiner Physiotherapeutin Christina. Mit dabei ist mein Freund Thomas und sein Sohn Jordan. Mein Teilstück geht über 9 km. Am Ende laufen wir zusammen über die Ziellinie.

Ein Gänsehautmoment ist, als meine Strecke mich direkt an der Klinik vorbeiführt, wo ich neun Wochen auf der Intensivstation lag, davon fünf Wochen im Koma und dann im August noch einmal sechs Wochen wegen der Komplikationen an Milz und Oberschenkelknochen. Ich kann das Fenster sehen, hinter dem ich auf einem kleinen Fahrradergometer im Rollstuhl sitzend meine Tretübungen machte und dabei das Vorbeifahren der Straßenbahnen beobachtete: wenn drei vorüber waren, hatte ich mein Ziel von 20 Minuten geschafft. Heute ist es leichter!

Inhalt

Dank

Das schönste Kapitel habe ich mir für den Schluss aufgehoben: meine Erinnerung an all die Menschen, die meine unglaubliche Reise ermöglicht und begleitet haben. Mit ihrer Kompetenz und Hilfe, ihrer Anteilnahme und Ermutigung, ihrer Zuwendung und Liebe. Ich weiß, dass ich manche noch nicht einmal je gesehen habe und dennoch ohne sie nicht leben würde. Und ich weiß, dass ich viele treue Helfer und liebe Menschen nicht angemessen würdigen kann, weil ich ihre Namen nie erfahren, ihre Geschichte vergessen oder die richtigen Worte nicht gefunden habe. Aber ich will versuchen, ihnen allen Dank zu sagen, indem ich beispielhaft an einige besondere Menschen erinnere.

Kathrin, Paul und Clara – die auch in meinen Träumen nicht von meiner Seite wichen.

Die Ärzte

Dr. Aldo Marano, der schnell zur Stelle war und richtig reagierte

Meine Retter im Notfallraum

Dr. Wrona, der mich elf Wochen intensiv begleitete und im Leben hielt

Dr. Baier, der meine Knochen zusammenbrachte und mein Bein rettete

Dr. Wagner, der meine Milz erhielt

Prof. Gühring, der mich in Ludwigshafen aufnahm

Dr. Bickert, der mir das Cellospielen wieder ermöglichte

Dr. Adrian, die meine Beine auf gleiche Länge brachte

Dr. Menzinger, der immer flott durch meine Baustellen navigierte
Dr. Sautter, die mich nach der Klinik betreute
Dr. Herbach, die mich als Hausärztin in ihre Obhut nahm.

Die Familie
Meine Schwiegereltern Burkhard und Suse und ihre Besuche, Bücher und Ermutigungen
Meine Schwester Jutta mit ihrer Idee der Buchstabentafel, Schwager Klaus und meine Nichte Marei, die mir den Park in Ludwigshafen erschlossen
Heide, die sofort kam und mit mir übte

Meine treuen Freunde
Andreas, der immer für mich und Kathrin da war und mir die größten Überraschungen bereitete: Er brachte Sterneküche an mein Bett, als ich noch nicht mal einen Löffel halten konnte, er verzauberte mit seinem Viergängemenü den „Raum für betreutes Essen" im fünften Stock der ACURA Klinik Waldbronn in einen Festsaal und bescherte mir einen unvergesslichen 60. Geburtstag
Thilo, der einen ersten Autoausflug mit mir wagte,
Ludwig, der bereits nach fünf Tagen an meinem Bett stand
Thomas, mein Bruder im Geist
Ulrich, der acht Stunden mit dem Auto fuhr, um eine Stunde mit mir zusammen zu sein
Asmus, der aus den USA zu Besuch kam

Heinz, der mir zeigte, dass es auch für einen Rollstuhl fast keine Grenzen gibt, und Beate, die mir 27 Stunden Hörvergnügen mit Thomas Mann bescherte

Die Angestellten im anspruchsvollen Klinik- und Pflegebetrieb, die auch im Stress von Aufgabenlisten und Arbeitseffizienz ihr Herz für den Patienten öffneten. Stellvertretend für alle:

die Bedienung im Speisesaal der Rehaklinik Waldbronn, die Schwesternschülerin mit Zeit für mich beim Anreichen meiner Semmelstücke in Langensteinbach

die immer fröhliche Essensausgabe auf Station 8 der BGU

Olli, der mich vom Motomed abholte und dann den Giro d'Italia im Fernsehen für mich einstellte und Giovanni, der mich immer aufmunterte und zeigte, was mobilisierende Pflege heißt

Die Therapeuten

Physio, Ergo, Neuro, Logo – immer hilfreich, immer motivierend, immer engagiert. Ich konnte mir viele Namen nicht merken, werde aber ihre Hilfe nicht vergessen. Stellvertretend für alle:

Herr Phillip, der schon mit mir arbeitete, als ich noch schlief

Maik Nebel, Katharina Mayer, Christina Sander in Langensteinbach, die mich wieder auf die Füße stellten

Meine Logopädin in Langensteinbach, die immer lachte und mich wieder kauen ließ

Meine Gehlehrerin in der BGU, die mir mit Gehbock und Krücken Beine machte

Frau Piefer, die sich schon früh an meine Hände traute,
Tanja Hammer, die mich bis zum Level „Mission Impossible“ motivierte
Michael Zimmer, der mir mit seiner Manuellen- und Motivationstherapie den richtigen Schwung verlieh
Franzi Welsch von der Hand-Ergotherapie mit den besten Schienen im ARZ, die mit ihrer Kraft meine Hände und ihrer Fröhlichkeit meinen Tag beflügelte – und dies fast zweihundert Mal!

Meine Projektkollegen
Christian, David und Thomas sowie Jerry, Mark, Wilhelm und die Teams in Rochester und Gräfelfing: die mir die Tür offengehalten haben

Die Mitpatienten
Oratio Peterossi, Herr Mayer, Frau Karl, und alle, die mir Mut machten, indem sie immer zuversichtlich waren, obwohl es ihnen schlechter ging als mir

Asmus, Kathrin, Susann und Thomas, die mir bei diesem Buch geholfen haben

Und so viele andere …

Abspann

Das Titelbild zeigt mich bei einem Hochgeschwindigkeitsversuch mit meinem ersten Rennrad. Thilo Kopp erfasste den Moment bei einer gemeinsamen Radtour in Schweden, Juli 1979. Die meisten anderen Fotos sind von Kathrin und von Freunden: Otto Kuhrt fotografierte mich am Galibier, Martha Mueller beim Eisklettern.

Kathrins Erinnerungen, Fotos und Videos führten mich durch die Geschehnisse der fünf Komawochen, dazu ihre Notizen auf den Klinikberichten und Aufklärungsbögen, die archivierten WhatsApp Nachrichten und E-Mails.

Über 200 Seiten Klinikdokumentation, darunter allein 33 Seiten Radiologiebefunde aus den ersten vier Wochen, gaben ein präzises Bild der medizinischen Entwicklungen: Operationsberichte, Entlassbriefe, Überweisungsschreiben und Gutachten. Dazu ein zwei Zentimeter hoher DVD Stapel mit MRT und Röntgenbildern. Mein Freund Ludwig, selbst Radiologe, hat mir beim Verständnis der medizinischen Prozesse und Berichte geholfen. Mit seinen Hinweisen versuchte ich mir ein Bild von den medizinischen Abläufen zu machen.

Anhand des 90-seitigen Polizeiberichts mit Zeugenaussagen, Skizzen und Fotos von der Unfallstelle konnte ich den Unfallhergang rekonstruieren (Dank an PHM Lauber!).

Mein Ersthelfer Martin Weisser ist der Vater von Claras Freundin Jana – was ich herausfand, als er eine Nachricht für Clara in unseren Briefkasten werfen wollte.

Die Leitstelle in Weingarten konnte mir den Namen des Notarztes nennen: Ich erreichte Dr. Aldo Marano kurz vor Weihnachten an seinem letzten Arbeitstag in Durlach. Er konnte sich noch genau an mich erinnern, wie er mich fand und mit mir redete, und entschuldigte sich, dass er meine Kleidung zerschneiden musste. Ich habe sie gewaschen und aufgehoben, als Erinnerung an diesen großartigen Mann, der alles richtig machte.

Nach meiner Einweisung wegen der Milz (und vor Entfernung des Nagels) bin ich noch einmal zur Intensivstation C010 gegangen: Sie lag so nah, dass ich den Weg mit meinen Krücken gerade schaffte. Zum ersten Mal stand ich *vor* der großen Schiebetür! Eine Pflegerin öffnete und erkannte mich, auch die Ärztin. Ich konnte mit der Physiotherapeutin sprechen, die schon im Koma mit der Mobilisation meiner Hände begonnen hatte.

Meine erste Autofahrt führte mich nach Langensteinbach, wo ich Maik Nebel und sein Therapeutenteam traf. Ich hatte vorher angerufen und erinnerte mich mit Hilfe des Büros an einige Namen: Christina Sander, Katharina Mayer, Annika Miesel und Rene Geiges. Christina war nicht da, sie hatte Babypause. Aber die Beschreibung der Kollegen und meine Erinnerung passte zusammen: Wir sind im Herbst darauf den Marathon gelaufen!

34669403R00174

Printed in Poland
by Amazon Fulfillment
Poland Sp. z o.o., Wrocław